대한암예방학회에서 선정한

한국인의 보약음식

로하스 365 편저

로하스

엮은이 / 로하스 365

초판 1쇄 발행 / 2010년 1월 5일
초판 2쇄 발행 / 2012년 3월 20일
증판2쇄발행 / 2023년 3월 25일
펴낸곳 / 로하스
출판등록 / 396-2010-000113

주소 / 서울시 영등포구 당산동 3가 257-8 휘성빌딩 302호
전화 / 02- 2636 4116

· 본 저작물은 신저작권법에 의해 보호를 받는 저작물이므로 무단 전재 및 복제를 금합니다.
· 잘못 만들어진 책은 구입하신 서점에서 교환해 드립니다.

대한암예방학회에서 선정한

한국인의
보약음식

머리말

보약이 따로 없다. 음식이 보약이고 음식은 우리 몸의 필수 에너지가 되는 것이다. 인간은 음식을 통해서 생명을 유지하고 살아가는데 필요한 영영분을 섭취한다.

같은 음식을 먹더라도 건강을 위해 먹는다면 일석이조가 되는 것이다.

한국 사람의 사망 원인 중 1위가 암이다. 통계청 자료에 의하면 우리 나라 총사망자 24만6천 명 중 25%인 6만2천 명이 암으로 목숨을 잃었다. 암 사망의 원인 중 가장 대표적인 것은 서구적 식생활의 변화와 환경오염 등이다.

현대의학의 발달에도 불구하고 지금까지 암의 발생 원인이나 뚜렷한 치료법이 없다. 그렇지만 한국의 전통 발효음식이 암을 예방하고 치료하는데 도움이 된다는 것은 익히 밝혀진 사실이다. 암의 발병은 초기, 촉진, 진행, 전이단계로 나눠지는데, 이런 단계를 거치면서 걷잡을 수 없이 확산된다.

이렇게 되면 몸 안의 영양소를 고갈시켜 인체의 특정한 기관이나 모든 기관의 기능을 저해시켜 죽음에 이르게 한다.

그러므로 암을 무서워하지 말고 평소부터 식생활을 조절하면 상당 부분 억제하거나 예방할 수가 있다.

만약 암의 초기단계라면 배추, 마늘, 녹차 등을 섭취해 발암물질의 생성을 제거하면 되고, 촉진단계라면 활성산소를 제거하기 위해 무, 당근, 딸기, 참기름 등을 섭취하면 된다.

마지막으로 진행단계라면 된장이나 포도 등을 섭취하면 되는데, 이것은 된장과 포도에 함유되어 있는 제니스테인이나 시토스테롤 등이 암세포를 자멸시키기 때문이다.

그래서 암을 정복할 수 있는 과일, 채소, 잡곡, 등 푸른 생선, 해조류, 전통 발효식품 등을 염두에 두었다가 평소 꾸준하게 섭취한다면 암의 공포에서 벗어날 수가 있다.

서양인에게 주로 발병하는 유방암, 폐암, 대장암, 전립선암 등이 한국인에게 발병하는 빈도가 높은 원인은 서구식 식생활 때문이다. 다시 말해 식사습관은 흡연보다 암을 유발하는 영향력이 더 크다는 보고서도 있다.

대한암예방학회에서 선정한 '암을 이기는 한국인의 음식 54가지'에 의하면 우리 나라 토종 과일 머루는 포도보다 10배 가량 높은 항암 효과가 있다고 한다.

따라서 한국인에 맞는 음식을 섭취하여 자신과 가족이 건강하고 행복해 할 수 있다면 좋겠다.

차 례

26 • 암은 극복할 수 있는 병이다.
30 • 생활 속에서 암을 예방할 수 있다.

40 • 암치료에 가장 기본적인 음식은 현미와 콩이다.
현미
현미밥 즐기기
압력밥솥으로 현미밥 만들기
일반 전기밥솥으로 현미밥 만들기
돌솥으로 현미밥 만들기

50 • 색깔이 진하면 진할수록 암과 만성질환 예방에 좋다.
녹황색 채소
불고기 샐러드
닭고기 샐러드
과일 샐러드

54 • 콩의 발효과정에서 항암물질이 증가한다.
된장
된장 돈가스
버섯 된장 리소토

58 • 고추의 매운맛 내는 캡사이신은 위암을 억제해준다.
고추
고추잡채 요리
고추 된장 장아찌

50 • 암세포의 증식을 억제한다
포도
포도주스
포도녹말 스프
포도 식초
포도 에이드
포도 크레이프
포도 쉐이크(우유음료)
포도 셔벗(얼음과자)
포도요리의 기본이 되는 포도즙 만들기

68 • 유방암과 전립선암 예방에 좋은 이소플라본이 많이 들어 있다.
콩
콩 스테이크
콩전

72 • 생토마토보다 조리로 가공해서 섭취하면 효과가 더 좋다.
토마토
토마토 라이스
토마토 스파게티
토마토 꼬치

76 • 김치발효에서 생성되는 유산균은 대장암 예방에 단연 으뜸이다.
김치
김치잡채
김치수제비

김치 돈까스
김치 튀김밥

82 • 유방암과 대장암 발생억제 효과에 뛰어나며, 쉽게 섭취할 수 있는 재료이다.
들깨와 들깻잎
들깨 수제비
깻잎 장아찌, 깻잎김치 만들기
깻잎 생채
깻잎나물
깻잎 전

88 • 사포닌 성분이 함유되어 강한 항염증작용으로 암 예방효과에 뛰어나다.
도라지
통도라지 강정
햇도라지 김치
통도라지 무침
도라지 오이생채
도라지 생채

94 • 육류 섭취로 발생하는 대장암과 유방암 예방에 효과적이다.
배
배컵 생채
배 식혜
배수정과
배숙

100 • 유방암, 대장암, 난소암, 위암, 방광암 등에 항암 효과가 있다.

미나리
미나리 무침
미나리 김치
오징어 미나리 초무침

104 • 다양한 위장장애와 위염을 억제해 암을 예방한다.
홍삼
홍삼 절편
홍삼을 집에서 쉽게 달이는 방법
홍삼 대추차
홍삼말이찜
홍삼 꿀정과
홍삼 곶감말이

110 • 항암작용이 있는 48개 식품 중 마늘이 1위
마늘
마늘전
마늘 꿀탕
마늘 장아찌
초 마늘
마늘 햄 야채볶음
구운 새우마늘 볶음면
마늘 장어요리
마늘 시금치 샐러드

116 • 녹차의 성분인 카테킨이 각종 암의 억제와 고혈압에 효과가 있다.
녹차
연근 말차 찹쌀찜
고구마 경단
녹차죽

122 • 날 것 보다 가공식품으로 섭취하면 전립선암과 유방암 예방에 좋다.
감초
감초차
감초 건강탕

126 • 대장암 예방과 성인병에도 효능이 높다.
유산균
유산균을 먹는 방법

130 • 껍질 부분을 섭취하면 위암, 전립선, 유방암 발생을 억제해준다.
양파
양파 와사비 간장절임
버섯 양파볶음
양파구이
양파 양송이 탕수
양파수프

136 • 풍부한 섬유질이 들어 있어 발암물질을 체외로 배출시켜 암을 억제해준다.
미역
미역 냉국

미역 홍합국
콩나물 미역냉채

140 • 발암물질 흡착 방해와 돌연변이 저해물질이 풍부해 암예방에 좋다.
다시마
무 다시마탕
다시마 어묵조림
다시마말이 조림
다시마 잔치국수
다시마밥
다시마쌈

146 • 여성들의 폐경기 중후군, 유방암 예방에 효과적이다.
청국장
김장김치 청국장 찌개
청국장 찌개
우거지 청국장 끓이기

150 • 하루 1/2개 섭취해도 대장암과 폐암이 예방된다.
고구마
고구마 맛탕
물엿없이 고구마, 감자 맛탕 만들기
고구마구이

154 • 케일주스는 담배로 발생되는 간암, 폐암 예방에 탁월한 효과가 있다.
케일

케일 생즙
케일 사과주스
무, 셀러리, 케일, 시금치, 양배추, 레몬주스
케일녹즙
158 • 베타카로틴이 풍부해 폐암·유방암 예방에 좋고, 천연 살충제 팔카리놀도 함유되어 있다.
당근
당근 샐러드
당근 쇠고기 볶음
당근 건강 핫케이크
당근 수프
당근 야채푸딩

164 • 피부암 예방에 효과적인 커큐민은 카레와 겨자의 성분이다.
커큐민
흰살 생선국
강황차
강황주
식수로 음용

168 • 노화예방, 심장병, 백내장 등을 비롯해 암예방에 효과적이다.
브로콜리
브로콜리 먹는 방법과 효능
브로콜리 샐러드 Ⅰ
브로콜리 샐러드 Ⅱ
새우 브로콜리 샐러드

브로콜리 사과 치즈 샐러드
브로콜리 바이트
브로콜리 오징어 초회

176 · 구강암, 식도암, 대장암 발생을 억제하는 야채로 유명하다.
딸기
딸기 크림
딸기 시럽
딸기 그라니타와 윕 크림

180 · 매운 성분이 대장암 예방과 치료에 좋고 난소암과 유방암을 억제한다.
생강
생강차
생강, 대추차
생강 홍차 만들기
생강 가루의 쓰임

184 · 당뇨와 간의 독성을 완화시켜 주는 베타글루칸과 키틴질이 있기 때문이다.
버섯
느타리버섯 나물
버섯덮밥
느타리버섯전
느타리버섯 구이

190 · 새싹채소는 생리활성 물질이 많기 때문에 암 예방에 효과가 있다.
새싹 채소

간장을 보호해 주는 순무싹
항산화 물질이 풍부한 알팔파싹
변비 치료에 효과적인 배추싹
노화방지, 피부미용에 좋은 양배추싹
비타민이 풍부한 다채싹
철분과 칼슘이 풍부한 설채싹
당뇨에 효과적인 완두싹
콜레스테롤을 낮추는 메밀싹

196 • 율무에는 항암효과인 β-모노올레인이 쌀, 보리, 밀보다 20배가 더 들어있다.
율무
율무차

198 • 셀레늄은 노인건강과 암 예방에 효과적인 물질이다.
셀레늄
어떤 음식에 셀레늄이 들어 있는가?
셀레늄을 너무 많이 섭취했을 때 건강에 미치는 해악

202 • 다양한 암세포에 대한 항암작용이 뛰어나다.
작두콩
작두콩 차
작두콩 대추차
잡곡밥 짓기

206 • 원추리의 안트라퀴논 성분은 종양세포의 분화를 강하게 억제한다.
원추리

208 • 양배추는 폐암, 위암, 대장암, 직장암 등에 매우 효과적인 영양채소이다.
양배추
양배추 소시지 볶음 샐러드
오코노미야키
쇠고기 양배추 볶음
양배추 겉절이
양배추국

214 • 유방암, 전립선암, 대장암 예방에 뛰어난 효능이 있다.
아마씨

218 • 다양한 항암성분을 지니고 있는 미강
미강(쌀겨)
쌀겨 보관법
쌀겨와 멸치를 함께 복용하면 아토피성 피부염이 치료된다.
쌀겨가루 만들기1
쌀겨가루 만들기2
쌀겨 닭고기 튀김
돼지고기와 우엉 된장 조림
쌀겨 찐빵

224 • 암세포 증식억제, 암환자 체중감소, 식욕감퇴 억제, 면역기능 증진에도 효과가 있다.
인삼

인삼 삼계탕
인삼 물김치
인삼 마늘 꿀절임
인삼 우유 셰이크
인삼 꿀에 재우기

230 • 흡연자 체내 독성물질 중화 효과
신선초
신선초 이용법

232 • 위암과 대장암 발병률이 각각 35%, 40%까지 감소된다.
시금치
시금치 녹즙
시금치 오징어말이
시금치 조개국
시금치 샐러드에 베이컨 드레싱
시금치 된장국
간장 무침
고추장 무침

238 • 차가버섯은 암, 당뇨병, 관절염 등에 좋다.
차가버섯
차가버섯 채집시간
차가버섯의 사용할 수 있는 부분
차가버섯 사용방법

주의사항

242 • 수수, 기장, 조 등으로 만든 오곡밥을 먹으면 노화방지와 암이 예방된다.
잡곡류

244 • 암 예방, 변비, 식중독, 알레르기 예방에 탁월한 효과가 있다.
요구르트
요구르트 드레싱
집에서 요구르트 만드는 방법
요구르트 케이크
요거트 드레싱 종류

250 • 암 증식, 전이, 말기 등에 효과가 있다.
생선
가자미 무졸임
고등어 된장졸임

254 • 암의 유발을 억제하고 위암, 유방암, 간암세포 등의 성장을 억제해준다.
부추
부추 김치
부추 생즙
부추 해물잡채
부추맛살 달걀볶음
부추전
부추 달걀말이 튀김

260 • 올리브 기름은 심장병과 동맥경화를 비롯해 노화방지와 암 예방에 효과가

탁월하다.
올리브 기름
올리브 오일을 이용한 드레싱 소스 만들기

264 • 면역세포를 강화시켜 항체 생산세포를 많이 만들어 주는 물질이다.
새우젓
새우젓 만드는 법
새우젓의 종류
좋은 새우젓 고르는 법
애호박 새우젓찌게
호박 새우젓 볶음
두부 새우젓국

272 • 머루에는 항암과 관련된 성분들이 많이 들어 있다.
머루
머루 드레싱 샐러드
머루주
머루 엑기스 만들기
머루(포도)잼 만들기

276 • 알로에에 함유된 이모딘, 알록틴A 등은 항암작용에 효과가 있다.
알로에
알로에 술
알로에 차
알로에 가루
알로에 엿

알로에 분말과 정제
알로에 주스
썹어서 먹는 법
갈아서 먹는 법
즙으로 먹는 법
달여서 먹는 법
알로에를 다른 야채, 과일과 함께 갈아서 마신다.
과일 화채 또는 샐러드와 함께 먹는다.
도토리, 메밀묵과 함께 먹는다.
알로에 냉면과 비빔국수, 콩국수
알로에 양갱 만들기
알로에 샐러드 만들기

284 • 대장암이나 유방암에 효능이 높다.
가지
가지 된장소스 찜
가지볶음
가지튀김
가지무침
가지김치

290 • 호박에 함유된 카로티노이드 색소 성분이 항암 효과가 있다
호박
각 증상에 따라 효과적으로 이용하는 방법
요리 종류

296 • 쑥이 함유하고 있는 다양한 성분들이 암을 예방하는 효과가 있다.
쑥
애탕

쑥국

쑥버섯 볶음

300 • 김은 대장암과 위암의 발병률을 낮춘다.
김
김부각

김계란국

김짱아치

304 • 베타카로틴과 비타민 C가 함암작용을 하여 암예방에 효과적이다.
곰취
생취나물

곰치 장아찌

취나물 김치

대한암예방학회가 선정한

한국인의
보약음식 214가지

암은 극복할 수 있는 병이다

■ 암세포는 42℃에서 죽거나 멈춘다는 것을 알아라.

암은 일명 냉병이라고도 한다. 몸이 차면 그 만큼 면역력은 떨어지게 되고 반면에 암세포 증식은 활기를 띄게 된다. 암세포는 42℃에서 증식이 중단되거나 죽는다.

암 환자에게는 높은 체온은 문제가 되지 않으나 낮은 체온은 인위적으로라도 온도를 올려야 암세포 증식을 억제시킬 뿐만 아니라 죽일 수가 있다.

그러므로 꾸준한 유산소 운동과 원적외선 8~10㎛ 파장이 나오는 원적외선 찜질 또는 CTP-5000S 온열치료기로 환부 또는 몸 전체를 쪼여 주면 치유효과가 매우 크다.

■ 암에 강한 체질로 바꿔야 된다.

건강 체질과 병 체질이 있는 것은 이미 잘 아는 바이다.

병 체질은 곧 인체의 Ph농도에 의해 결정되는 것이다. 즉, 산과 염기의 균형, 세포 밖과 내부의 산도에 따라 체질이 구별되어 지는데 특히, 암 체질은 세포내부에 산성 물질이 과다하게 축적되어 있는 특징이 있다. 따라서 세포내부를 산성화시키는 요인들을 찾아 제거시켜야 하는데, 이때 가장 중요한 것이 염기성 생리활성물질인 메타젠을 다량 투입시켜 주는 방법이 있다.

■ 암을 알아라, 그래야 이긴다.

　주변에 암에 대한 경험과 해박한 지식을 가진 멘토(Mentor)를 두어라. 멘토를 통해서 암의 지식을 얻든, 아니면 서점에 가서 암에 관련된 서적을 사서 암에 대한 지식을 쌓아야 한다. 선택하는 책 중 한권은 암을 극복한 체험사례를 정리한 책이 있어야 하며, 책의 내용 중에서 암을 극복한 사람의 생활습관 변화를 유심히 관찰하여 자기의 생활습관을 바꾸는 것이 매우 중요하다. 또한 암 관련제품에 대한 식견을 높여야 한다. 경제성과 효능, 효과와 편리성 등 환자에게 맞는 제품인지 신중히 따져 봐야 한다. 예를 들면 항산화제의 일종인 녹차에서 추출한 카테킨이란 성분은 추출하는 기술에 따라 카페인 함량이 8%~30%나 되는 제품이 있다. 그러나 이 모두가 카테킨이란 이름으로 판매되고 있다. 참고로 카페인은 암환자에게 좋지 못하다. 제품의 정기능만 내세우고 역기능을 감춘 제품들이 너무나 많다는 것이다. 그리고 암은 한 가지 물질로만은 절대 치유할 수 없다.

■ 몸에 있는 면역력을 최대로 강화시켜야 된다.

　면역은 모든 질병과 맞서 싸워 우리 몸을 지켜주는 수호신이다. 이런 면역기능이 저하되면 암이 찾아오는 것이다. 병원에서 수술을 하고, 항암치료와 방사선치료만으로 암환자를 완치시킬 확률은 매우 낮다. 그러나 항산화력과 면역력을 키워주고 세포간 커뮤니케이션이 유기적으로 일어나게 하여 자연치유력을 키워주는 것과 병행한다면 완치율이 높은 것이 암이다.

　특히, 암은 면역체계가 무너질 때 비로소 발병되므로 암 예방 및 암 치료 전후로 면역을 최대한 활성화시켜야 한다.

　면역력 증진은 가장 큰 과제이며, 시중에 무분별한 면역제 제품에 주위 하여야 하며, 또한 천연물질 공급과 올바른 생활습관이 동시에 이루어져야 한다.

■ 긍정적이고 적극적인 마음으로 대처하라.

　마음이 꽉 막힌 곳을 털어내기 위해서는 누군가가 옆에 있어 모든 것을 허심탄회하게 상의할 수 있는 대화의 상대자가 필요하다.

　마음이 답답하고 걱정만 가득 차고 한숨 반, 시름 반으로 하루하루를 지낸다면 내 몸 안의 모든 기능들(암을 이겨낼 수 있는)도 함께 막혀 버린다. 머리와 가슴이 개운할 정도로 늘 대화를 나눌 수 있는 나의 가장 친한 말 벗을 꼭 만들어야 한다.

유전자는 뜻에 반응하므로 암 정도는 능히 이겨낼 수 있다는 신념과 마음을 다스릴 수 있는 힘이 암을 이기는 지름길이다. 긍정적이고 적극적인 사고로 욕심을 버리고 작은 일에도 기쁨과 감사의 마음을 갖고 삶을 즐길 수 있는 여유와 함께 건전한 삶을 누리기 위한 생활지침을 정하여 스스로 노력하고 실천해야 한다.

또한 머리에서 발끝까지 매일 같이 닦고 정돈하고 쓰다듬으면서 몸 전체를 사랑하는 마음을 키워야 한다. 틈만 나면 내 몸을 보듬으며 사랑스런 대화를 하면서 내 안의 나쁜 세포들이 미안한 맘과 질투가 생길 정도로 자신의 몸을 아끼고 사랑하여야 암을 이길 수 있다.

생활 속에서 암을 예방할 수 있다

잡곡밥을 먹는 것이 좋다.

알곡의 껍질에 중요한 영양물질이 가득 들어있다. 껍질과 씨눈을 제거한 흰쌀밥은 영양학적으로나 성인병의 측면에서나 좋지 않다. 현미를 비롯한 오곡 잡곡밥을 먹는 것이 좋다. 현미(70%) + 콩(30%)을 기본으로 하고 취향에 따라서 조, 수수, 기장, 율무, 깨, 찹쌀, 현맥(통보리) 등을 섞는 것이 좋다.

당뇨가 있는 경우 특히 혈당지수(glycemic index)가 낮은 현미 등의 잡곡을 드시는 것이 좋다. 또한 알곡의 껍질에는 크롬(chromium)이 함유 되어있어 인슐린이 잘 작용하게 도와주어 혈당을 정상화시킨다. 시중에 나와 있는 보리는 껍질을 벗긴 정제보리이며, 통보리는 좋긴 하지만 좀 거칠다.

콩으로 된 음식이 좋다.

콩으로 만든 음식도 모두 해당이 되며 청국장, 된장, 두부, 콩나물, 두유 등이다. 알려진 콩의 장점은 아래와 같다.

* 콜레스테롤을 떨어뜨리고 음주, 비만으로 인한 지방간에 좋

다.(레시틴 성분)

　* 혈당을 떨어뜨린다.

　* 암을 예방한다.

　유방암, 전립선암, 폐암, 백혈병, 피부암, 장암 등을 예방한다. 된장의 경우 집에서 담근 오래 묵은 된장일수록 항암 작용이 강하다고 한다.

　* 갱년기 증세를 호전시키며 골다공증에도 좋은 영향을 주는 편이다.

　* 이소플라본(isoflavon)이라는 항산화 물질이 들어있어 노화를 방지한다.

　* 특히 청국장에는 유산균이 많이 있으며 생청국장을 한 숟갈씩 먹으면 더욱 좋다.

　* 콩에는 몸에 필요한 필수 아미노산이 모두 들어있다.

　* 장기능을 정상화시키고 콜레스테롤을 조절해 주는 섬유소가 많다.

과일과 신선한 야채를 많이 먹는 것이 좋다.

　신선한 과일과 야채를 매끼 먹는 것은 노화를 방지하고 암을 예방하는 현명한 선택이다. 과일과 야채는 비타민과 미네랄, 섬유소, 그리고 각종 항산화제의 보고(寶庫)이다. 야채에 있는 셀레늄은 항암작용, 항산화작용, 면역증강작용이 있으며 수은, 납, 카드

뮴 같은 중금속을 배출시키는 작용을 한다.

포도, 포도주스, 녹차 등에 많이 들어있는 카테킨, 레스베라트롤 등은 강력한 항산화제이다. 포도는 껍질과 씨까지 같이 먹는 것이 좋다.

당근과 호박에 들어있는 알파카로틴은 강력한 항산화제이다. 토마토, 자몽, 수박에 많은 리코펜은 암을(특히 전립선 암) 예방한다. 양파, 마늘, 파에 많이 들어있는 알라신이라는 물질은 혈관에 탄력을 주고, 혈압이 조정되고, 혈당 수치가 낮아진다.

양배추류에 들어있는 인돌과 설포라판은 강력한 항산화제로 암을 강력히 예방한다.

알로에는 항산화물질이 들어있을 뿐만 아니라 면역기능을 증강시키고 콜레스테롤을 낮춘다.

쇠비름에는 몸에 좋은 오메가-3가 있어 심장질환 등에 좋다. 브로콜리에는 위암, 위궤양의 원인균인 헬리코박터를 죽이는 설포라페인이 들어있다.

뽕잎은 당뇨병, 고혈압은 물론이고 각종 성인병에 좋으며 중금속을 배출한다. 야채와 과일은 섬유질이 많아서 장암의 예방에도 도움이 될 뿐만 아니라, 장에 좋은 유산균이 잘 자랄 수 있도록 하고 신체의 면역기능을 올려주며, 식물성 섬유질은 고혈압, 고지혈증, 동맥경화 등에도 도움이 된다. 상치, 깻잎, 케일, 브로콜리, 파슬리, 양배추, 배추, 무, 쑥, 당근, 마늘, 깨, 고추, 버섯 등 어떤 것이든 다양한 색깔별, 종류별로 다양하게 먹는 것이 좋고 또한 뿌리, 줄기, 잎, 씨 등 모든 부위를 골고루 먹는 것이 좋다.

생선을 자주 먹는 것이 좋다.

생선에는 풍부한 단백질과 더불어 오메가-3라는 필수지방산이 함유되어있다.

오메가-3 지방산은 DHA EPA 리놀렌산 등이며 뇌 성분에 꼭 필요한 지방산이기도 해서 머리를 좋게 해주며, 나쁜 콜레스테롤(LDL)을 떨어뜨리고 좋은 콜레스테롤(HDL)을 올려 심장질환에 도움이 된다. 또한 뇌경색을 예방할 뿐만 아니라 혈관질환 전체에 도움이 되고 혈당조절에도 좋다. 생선을 좋아하지 않는 분은 오메가(omega)-3 알약도 괜찮다. 연어, 고등어, 대구, 참치, 갈치 등이다. 소금에 저린 염장 생선은 염분의 함량이 많으므로 다른 반찬을 싱겁게 먹도록 노력한다.

짠 음식은 위암을 유발할 뿐만 아니라 혈압을 올린다. 생선은 일주일에 최소 3회는 먹어주는 것이 좋다.

해조류를 먹어는 것이 좋다.

미역, 김, 다시마, 톳, 파래 등의 해조류는 미네랄과 비타민의 창고이다.

칼슘, 마그네슘, 칼륨 등이 풍부하여 성인병을 예방하고 암을 예방한다. 칼슘이 많은 음식은 다시마, 미역, 파래, 톳 등 각종 해조류와 멸치, 빙어, 고등어, 꽁치, 연어, 조개류, 마른 새우, 깨, 두부, 콩, 야채, 뽕잎, 시금치, 무말랭이, 말린 표고버섯 등이다. 골다공증 예방을 위해서는 칼슘 함유 음식과 더불어 동물성 단백질을 가능한 적게 섭취하고 싱겁게 먹는 것이 좋다.

칼슘 섭취시에는 마그네슘도 적절히 먹어야 하며, 마그네슘 성분이 많은 음식은 각종 해조류, 콩, 알곡의 껍질, 야채, 과일 등이다. 철분이 많은 음식은 각종 해조류, 시금치, 달걀노른자, 간, 깨, 콩, 멸치, 굴, 녹황색 야채 등이다.

우유를 마시는 것이

우유는 논란이 많지만, 확실한 것은 우유가 더 이상 골다공증을 예방하지 않으며 오히려 우유를 많이 먹을 경우 골다공증이 악화된다는 것으로 여러 연구에서 밝혀지고 있다. 또한 우유는 소아에서 아토피를 비롯한 알레르기를 유발할 수 있는 식품이고, 위궤양에도 해롭다.

견과류 호두, 아몬드, 땅콩 등은 불포화지방산이 들어있어 심장 질환에 도움이 된다. 곰팡이가 생긴 땅콩은 발암물질인 아프라톡신으로 간암을 일으킬 수 있으므로 먹지 않는 것이 좋다.

기름으로 튀긴 음식은 피해라!

　식용유는 가능하면 덜 먹는 것이 좋다. 식물성 기름이라 해도 열을 가하거나 정제의 과정을 거치면서 트랜스지방산으로 변한다.
　트랜스지방산은 액체상태의 식물성 기름을 고체로 만들 때 (수소화 과정) 생성되는 마가린이 대표적이며, 동물성 지방을 고형화시킨 버터도 이에 해당된다.
　트랜스지방산은 몸에 악영향을 끼치며 비만, 고지혈증 심장병 등 성인병과 직결된다. 마가린, 케이크, 튀긴 과자, 쿠키, 감자칩, 값싼 식물성 기름, 튀김류, 피자, 햄버그 등을 피해야 한다. 기름은 자외선에 약하고 또 열에 약한데, 튀김용으로 열을 가하면 변질이 되어 발암물질, 트랜스 지방산이 많이 생성된다.
　모든 기름은 열을 가하지 말고 그냥 먹는 것이 좋고, 더 좋은 것은 원 물질을 그냥 먹는 것이다. 들기름은 오메가-3가 가장 많이 들어있는(58%) 기름이다. 올리브기름은 심장에 좋은 단일불포화지방산이 많이 들어있다.
　기름의 보관은 공기와의 접촉을 피하는 것이 좋은데 마개를 단단히 막는 것이 좋고 또한 냉장실에 보관하는 것이 변성을 막을 수 있다(약간 얼은 듯 보여도 괜찮다). 올리브기름은 'EXTRA VIRGIN' 라고 쓰여있고 냉동압착한 것이 좋다.

고기는 적당히 먹어라.

　소고기, 돼지고기 등 동물성 고기에는 단백질(필수아미노산)이 많이 들어있어 어느 정도는 섭취를 해야 한다.

　그러나 거기에 들어있는 기름기는 우리 몸에 좋지 않은 포화지방산으로서 많이 먹었을 때 비만과 혈압, 당뇨 등 성인병을 유발할 수 있으며, 기존의 그러한 병을 악화시킨다. 야생상태에서는 동물성 고기에 5% 미만의 지방이 있었으나, 요즘 사육하는 동물의 살코기에는 25-40%까지의 지방이 함유되어 있다.

　콩과 생선을 열심히 드시는 분은 그것만으로도 필수아미노산이 다 섭취가 가능하므로 고기를 안 먹어도 괜찮으나, 고기를 너무 좋아하시는 분은 1주일에 한번 정도만 고기를 드시도록 권해 드리고 또한 껍질과 흰색지방 부분은 제거하고 드시는 것이 좋겠다. 이때 야채를 듬뿍 같이 드시는 것이 좋다. 붉은 살코기(소고기, 돼지고기)보다는 흰 살코기(닭, 오리 등)가 더 좋다.

면 종류는 먹지 마라.

　빵, 국수, 라면, 과자 등이 해당이 된다. 밀은 주로 수입에 의존하며, 살충제, 방충제, 방부제, 표백제 등이 미량이지만 함유되어 있다. 이러한 이유로 밀가루는 알레르기를 유발하며, 아이들에게 아토피를 유발하는 대표적인 음식이다. 또한 영양분이 제거된 정제된 알곡이다. 밀가루 음식을 먹고 싶으면 우리 밀, 통밀, 거친

밀 등의 표시가 있는 것이 좋겠다.

흰 설탕을 먹지 마라.

 아이스크림, 탄산음료, 과자, 초콜릿 등이다. 흰 설탕은 급격히 당을 올리면서 저혈당을 유발하고, 인슐린 분비를 촉진시켜 당뇨를 유발할 수 있으며, 면역기능도 저하시킨다.

 200cc 캔 음료 하나에 각설탕 12개가 들어있다. 단 것을 원한다면 꿀, 검은 설탕, 올리고당이 좋다. 올리고당은 장에서 좋은 세균(유산균)을 잘 자라게 해주고 흡수되는 열량도 미량이다. 당뇨가 있으면 감미료인 아스파탐이 좋다. 칼로리가 없다고 하는 콜라 등 탄산음료에는 아스파탐이 들어있는데, 너무 많이 마시는 경우 현기, 불안, 두통, 신경장애 증상 등 좋지 않다.

흰 소금을 먹지 마라.

 흰 소금에는 NaCl 염화나트륨만 들어 있는데 반해, 천일염(왕소금)에는 Mg등 몸에 이로운 미네랄들이 80여 가지나 들어있다. 구운 소금, 죽염에서는 발암물질인 다이옥신이 검출되었다는 보고가 있으므로 피해야 하다. Ca(칼슘) Mg(마그네슘)은 뼈의 구성에도 중요하지만 우울증에도 도움이 되며 혈압을 낮추며 심장기능을 정상적으로 유지시키는 무기질이다. 우리 나라는 소금의 섭취량이 많은 편이다.

  평균 20g 으로 일일 권장치 5g 보다 훨씬 많다. 가능하면 싱겁게 드시는 것이 좋다. 소금을 많이 섭취하면 위암 등을 유발할 수 있고 혈압이 올라가며 골다공증에도 좋지 않다.

대한암예방학회가 선정한

한국인의
보약음식 214가지

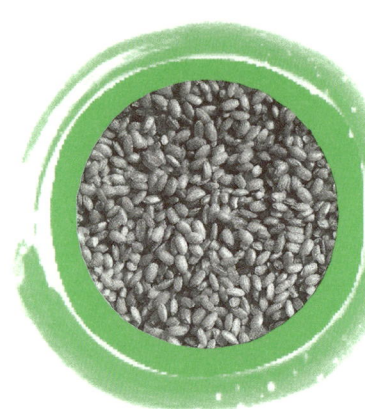

암 치료에 가장 기본적인 음식은 현미와 콩이다
현미

　암을 물리칠 수 있는 가장 대표적이고 기본적인 음식은 우리 주변에서 쉽게 찾아 섭취할 수 있는 것이 바로 현미와 콩밥이다.

　예로부터 쌀밥은 우리 식단의 대표적인 주식인데, 열량이 50~90%에 달한다. 최근 「항암연구」 잡지가 쌀에 대한 특별 부록에서 쌀겨(미강)와 쌀눈에 항암물질이 많다고 소개했다.

　과거 가난한 시대에 살았던 한국인들의 주식은 보리, 수수, 기장, 조 등을 섞은 잡곡밥이나 죽을 많이 먹어왔다. 이것이 한이 되었는지는 모르겠지만 백미를 사용한 하얀 쌀밥을 매우 좋아하는 것 같다.

　그러나 보기에 좋은 백미 쌀밥은 항암물질이 함유되어 있는 미강과 쌀눈이 떨어져 나가서 없다. 그렇기 때문에 여러 번 도정하지 않고 왕겨만 벗겨낸 현미를 섭취해야 된다.

　백미와 현미의 영양가를 비교해 보면 모두 75~76%의 당질을 함유하고 있지만, 지방은 현미가 백미보다 2배, 섬유소는 17배, 비타민 B1과 B2는 3배, 비타민 E 역시 4배가 많다.

그 이유는 현미는 쌀눈과 식이섬유소를 비롯해 미강 안에 여러 가지 생리활성 물질과 비타민 E, 훼루익산, 피틴산, 이노시톨, 식물스테롤, 감마오리자놀 등이 함유되어 있다. 그래서 암 예방, 혈관질환 예방, 당뇨 및 간질환 예방에도 효과가 있는 것이다.

우리가 보편적으로 알고 있는 현미밥은 입 안에서 거칠기 때문에 사람들이 싫어하고 소화가 잘 안 되는 것으로 인식되어 왔다.

이것은 잘못된 상식인데, 현미와 같은 통 곡식은 위나 장의 운동을 항진시켜 준다. 더구나 통곡식의 영양분은 손상된 위 점막 세포를 복구해 주거나 위와 장의 기능까지 회복시켜 주는 역할을 한다.

콩은 예로부터 오곡 중의 하나이며 우리의 주식으로 애용되어 왔다.

콩에는 41%라는 단백질이 함유되어 있기 때문에 밭에서 나는 고기로 애칭되고 있다.

콩 속에는 함유되어 있는 이소플라본은 식물 에스트로겐인데, 이것은 여성의 유방암, 골다공증과 남성의 전립선 비대와 암 예방에 효능이 있다. 이밖에 페놀성분, 사포닌, 트립신저해제, 피틴산

성분 등도 마찬가지이다.

특히 검은콩은 약효작용이 뛰어나기 때문에 예로부터 한약재로 널리 사용되어 왔다. 검은콩의 과피엔 검푸른 색의 안토시아닌이란 성분이 함유되어 있는데, 이것은 항산화와 항노화에 효과가 있으며, 최근 들어 항암효과와 다이어트에 효과가 있다는 보고서도 있다.

현미에 검은콩을 넣은 현미콩밥은 따라서 탁월한 암 예방 기능을 갖는다.

또한 쌀에는 부족한 필수아미노산 중의 하나인 리신과 트립토판이 많이 들어있고, 이와 반대로 콩에 부족한 필수아미노산 중의 하나인 메티오닌과 시스테인 등이 쌀에 많이 들어있다.

그렇기 때문에 콩과 현미를 섞은 현미콩밥은 서로 보완작용을 하기 때문에 건강식으로 인기가 매우 좋다. 그래서 암의 예방과 치료에 도움이 되는 주식으로 널리 애용되고 있는 것이다.

현미밥 즐기기

1. 현미의 비율을 조금씩 늘려간다.

처음부터 현미만으로 밥을 지으면 적응하기 어렵다. 기존의 백미에 현미를 섞는데 비율을 조금씩 늘려가는 것이 무난한 방법. 처음에는 현미와 백미의 비율을 1:3 정도로 해서 지어 먹다가 점차 익숙해지면 현미 : 현미찹쌀 : 잡곡을 2:1:1로 섞는 것이 좋다.

2. 물에 오래 불려야 한다.

부드럽고 맛있는 밥을 지으려면 불리는 과정은 필수. 불에 닿기 전, 쌀에 수분이 고루 스며 전분이 충분히 호화될 수 있도록 도와준다. 특히 현미는 물을 더디게 흡수하므로 충분히 불리는 것이 중요하다. 밥 짓기 3~4시간 전에 현미를 씻어 1시간 정도 물에 담가 불린 다음 체에 받쳐 2시간 정도 더 불린다.

3. 물을 충분히 부어야 한다.

현미밥은 거칠거칠한 질감 때문에 먹기 힘든 경우가 많다. 물을 많이 넣어 밥을 지으면 밥이 물러져서 먹기가 수월해진다. 가장 적당한 현미와 물의 비율은 1:1.4 정도.

4. 현미와 찹쌀을 함께 섞어 먹어라.

현미 특유의 푸석거림이 싫다면 찹쌀을 함께 섞어보자. 찹쌀을 섞어서 밥을 지으면 질감이 훨씬 촉촉해져 씹는 맛이 살아난다.

5. 현미를 씻을 땐 손가락으로 씻어라.

현미 혹은 발아현미의 영양이 집중된 곳은 쌀눈. 쌀을 씻을 때 쌀눈이 떨어져 나가지 않도록 손가락을 갈퀴 모양으로 해서 물과 함께 한 방향으로 저어준다.

6. 현미를 씻을 땐 물을 빨리 버려라.

현미를 일어낸 첫물은 쌀겨 냄새가 배어 있다. 냄새가 밴 물이 현미에 흡수되지 않도록 슬쩍슬쩍 뒤척인 후 빨리 물을 따라 버린다. 그 후에도 물을 넣고 2~3번 정도 쌀을 씻는데 이 과정에서 과도하게 힘을 주고 문지르면 쌀알이 부서지고 표면에 있는 고소한 맛 성분이 빠져 나가 밥이 심심해진다.

7. 소금을 넣어라.

물에 불린 현미쌀을 불에 올리기 전에 소금을 약간 넣는다. 현미 쌀 1컵에 1g의 천일염이 적당. 소금을 첨가하면 현미의 생명력과 치유력이 높아진다.

콩, 조와 같은 잡곡과 섞어 먹는 것이 좋다. 가장 이상적인 현미잡곡밥은 현미 50%, 현미찹쌀 10%, 차조와 차수수·통밀·통보리·율무·기장 중 3가지 이상을 섞은 것 30% 정도, 여기에 팥과 콩을 10% 정도 섞어서 지은 것이라면 더 효과가 있다.

8. 전기밥솥은 밥이 다 된 후 취사 버튼을 한 번 더 누른다.

전기밥솥으로 밥을 했을 때 밥이 다된 후 취사 버튼을 다시 누르면 밥솥 주변의 습기가 사라지고 밥이 더 차지다. 오래된 전기밥솥을 사용하는 경우 활용하면 효과를 확실하게 볼 수 있다.

9. 너무 오래 보관하지 않는다.

현미는 쌀의 자연 상태를 최대한 유지시킨 것. 그런 만큼 오래 보관하면 부패하기도 쉽다. 일반 백미보다 유통기한이 훨씬 짧다는 것을 명심할 것. 소량으로 구입해 짧은 기간 동안 먹는 것이 좋다.

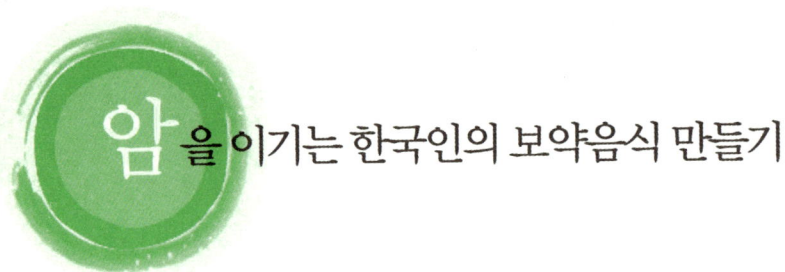
암을 이기는 한국인의 보약음식 만들기

압력밥솥으로 현미밥 만들기

암을 이기는 보약음식 **궁합재료**

발아현미, 물

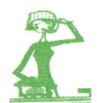
암을 이기는 보약음식 만들기

1. 발아현미를 식구 수에 맞게 계량컵으로 계량한다(1컵=1인분).
2. 물을 붓고 쌀눈이 떨어지지 않게 살살 저은 뒤 물을 버리고 새로 물을 부어 다시 깨끗이 헹군다.
3. 솥에 발아현미를 담고 그 양에 맞게 활성현미에 물 눈금까지 물을 채운다. 활성현미 메뉴는 취사시간이 약 3시간 정도 걸리므로 밥 먹을 시간을 계산해서 미리 준비한다.
4. 열판의 물기 및 이물질을 제거한 후 솥을 밥솥에 넣고 뚜껑을 닫는다.
5. 메뉴의 활성현미 모드를 선택하여 취사한다.

알아야 할 요리 point

압력 밥솥의 경우 보통 현미밥을 지을 때처럼 현미를 불리지 않고 현미를 그대로 사용해도 고슬고슬한 밥을 지을 수 있는 것이 장점이다. 먹어보면 발아현미의 싹이 그대로 살아있고 일반적으로 거칠거칠하다고 생각하는 현미밥의 이미지와는 다르게 고슬고슬하고 맛이 좋았다. 또한 쌀알이 한 알 한 알 익은 듯한 차진 맛을 느낄 수 있어 처음 먹는 사람도 부담 없이 먹을 수 있을 듯하다.

일반 전기밥솥으로 현미밥 만들기

현미밥 기능이 따로 내장되어 있지 않은 일반밥솥으로 현미밥을 할 경우 일단 현미를 충분히 불리는 것이 현미밥 맛을 좌우하는 열쇠. 현미 외에 잡곡밥이나 일반 백미로 밥을 할 때에도 물에 씻어 불린 후 취사 버튼을 눌러야 차지고 구수한 밥맛을 제대로 느낄 수 있다.

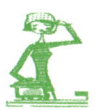 암을 이기는 보약음식 만들기

1. 발아현미를 식구 수에 맞게 계량한다.
2. 물을 붓고 쌀눈이 떨어지지 않게 살살 저은 뒤 물을 버리고 새로 물을 부어 다시 깨끗이 헹군다.
3. 발아현미의 1.5배 가량의 물을 넣고 3시간 정도 불린다.
4. 솥에 불린 발아현미를 담고 현미밥과 같은 양의 물을 붓는다.
5. 뚜껑을 닫고 취사버튼을 누른다.

알아야 할 요리 point

　일반 전기밥솥에 할 경우 충분히 불린 후 사용해야 현미밥이 까슬까슬하지 않고 부드러워진다. 따라서 현미를 충분히 불린 후 조리하는 것이 포인트이다.

현미밥에 견과류를 섞어 먹거나 죽으로 만들어 먹기

　현미밥에 견과류를 넣어 만든 주먹밥은 다양한 영양소를 섭취할 수 있는 간편식. 또 마르고 딱딱해진 현미밥은 죽으로 만들어 채소 샐러드와 함께 먹는다.

향이 강한 채소와 함께 먹기

　현미밥은 오래 씹어야 하기 때문에 입 안에 향을 오래 머금을 수 있는 반찬이 잘 어울리는데, 치커리, 청경채, 깻잎 등 향이 진한 채소가 도움이 된다. 굽지 않은 날 김도 곁들이면 좋은 반찬 중 하나. 현미밥의 고소함과 날김의 담백함이 잘 어울리기 때문이다.

돌솥으로 현미밥 만들기

　직화로 조리하는 돌솥 역시 일반 밥솥처럼 현미를 충분히 불려야 제 맛이 난다. 또 돌솥 뚜껑이 솥에 완전히 밀착되지 않으면 압력이 덜하게 돼 밥맛이 떨어지지만 뚜껑이 제대로 닫혔을 때는 구수한 맛이 일품이다. 마지막에 눌어붙은 누룽지 또한 별미다.

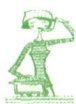 암을 이기는 보약음식 만들기

1. 발아현미를 계량한 다음 물을 붓고 쌀눈이 떨어지지 않게 살살 저은 뒤 물을 버리고 새로 물을 부어 다시 깨끗이 헹군다.
2. 발아현미에 물을 넣고 3시간 정도 불린다.
3. 돌솥에 불린 발아현미를 담고 밥량의 1.5배 정도의 물을 붓는다.
4. 뚜껑을 닫고 돌솥을 달구기 위해 센 불로 가열하다가 넘칠 때쯤 중불이나 약불로 줄인다.
5. 5분 정도 지나 물이 잦아들기 시작하면 최대한 약불로 줄여 뜸을 들인다.

돌솥으로 밥을 할 경우 뚜껑이 솥에 완전히 밀착되지 않으면 수증기가 쉽게 날아가고, 중간에 끓어서 넘치는 경우도 있으므로 밥물의 양은 약간 많이 잡는 것이 좋다. 먹어보면 우선 밥물을 맞추기도 힘들고 또한 밥이 익을 때까지 신경을 써야 하니 여간 까다로운 것이 아니다.

특히 발아현미의 경우 싹을 틔우기 위해서는 적정한 온도가 유지되어야 함인데 돌솥 특유의 구수함과 오랫동안 따뜻함을 유지한다는 점은 있지만, 발아현미밥의 맛을 제대로 느낄 수는 없었다.

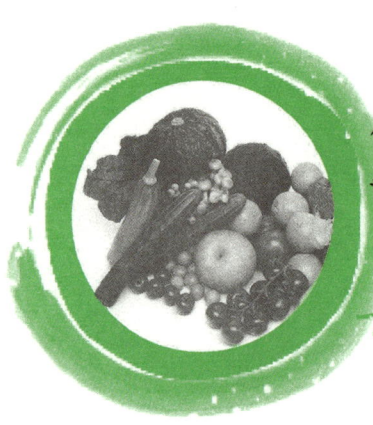

색깔이 진하면 진할수록 암과 만성질환 예방에 좋다.

녹황색 채소

    채소나 과일의 색깔을 살펴보면 보편적으로 토마토, 수박, 딸기는 빨간색이고, 당근, 감, 오렌지, 귤, 복숭아는 주황색이고, 오이, 시금치, 근대, 아욱, 깻잎, 브로콜리, 양배추는 초록색이고, 양파, 무, 배, 버섯은 흰색이고, 포도, 가지, 블루베리는 검푸른 색을 띠고 있다.

    녹황색 채소의 대표적인 효능은 담배로 인한 폐암 발생을 억제하거나 예방해 준다. 다시 말해 우리 식탁에서 쉽게 먹을 수 있는 30여 가지의 채소류에는 항돌연변이나 항암효과가 있다.

    한마디로 채소에 함유되어 있는 식물화합물은 암을 비롯해 여러 가지 만성질환을 예방해 주는 효능이 있는데, 녹색이나 황색이 진한 채소일수록 효과가 좋다고 한다.

    황색을 나타내는 카로티노이드 색소는 당근의 베타카로틴, 시금치의 루테인, 토마토의 라이코펜 등이 함유되어 있다.

카로티노이드의 효능은 항산화작용으로 암을 예방하고 이와 함께 시각과 관련된 기능을 담당하고 있는 비타민 A의 전구체이기도 하다.

케일, 브로콜리 등에는 글루코스이놀레이트가 많이 함유되어 있다. 이것은 가수분해되어 생리활동이 높은 이소티오시아네이트, 인돌화합물 등으로 만들어져 항산화작용과 항돌연변이, 항발암 등에 좋다. 이밖에 페놀성분인 에러직산은 여러 가지 발암과정에서 암으로의 진행을 억제해 준다.

브로콜리에 들어 있는 설파라판은 발암물질을 제거해 주는 제2상 효소를 활성화시켜 발암물질이 침입해도 간에서 분해 제거시킨다.

녹황색 채소에는 비타민 C, E, 엽산, 셀레늄 등의 무기질이 함유되어 있기 때문에 항암효과가 있다. 또 칼슘과 칼륨 등의 무기질도 많아 산성식품을 중화시켜 알칼리성 식품 대용으로 쓰인다.

녹황색 채소 종류는 시금치, 풋고추, 부추, 쑥갓, 상추, 깻잎, 근대, 아욱, 피망, 늙은 호박, 당근 등이 있다.

암을 이기는 한국인의 보약음식 만들기

불고기 샐러드

암을 이기는 보약음식 궁합재료
쇠고기, 양념장(간장, 설탕, 마늘, 후춧가루, 참기름) 상추, 치커리, 양파, 오이, 참나물, 간장 소스(간장, 식초, 레몬즙, 양파, 설탕, 참기름, 후춧가루)

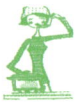

암을 이기는 보약음식 만들기
1. 준비한 재료를 섞어 양념장을 만든다.
2. 쇠고기를 썰어 양념장에 무친다.
3. 상추, 치커리는 씻어 뜯는다.
4. 양파는 채 썰어 찬물에 헹구어 매운맛을 빼 건진다.
5. 참나물은 줄기를 잘라내고 씻는다.
6. 오이는 반으로 갈라서 얇게 썬다.
7. 고기를 한 장씩 펴서 달구어진 팬에 굽는다.

닭고기 샐러드

암을 이기는 보약음식 궁합재료
닭가슴살, 대파, 마늘, 생강, 양상추, 오이, 샐러리, 달걀, 양파, 마요네즈, 설탕, 소금

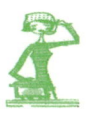
암을 이기는 보약음식 만들기

1. 닭살은 끓는 물에 대파, 마늘, 생강을 넣고 삶아서 잘게 찢는다.
2. 오이와 샐러리는 손가락 길이로 채 썬다.
3. 양파는 채 썰어 소금에 절인 후 물에 헹궈 꼭 짠다.
4. 달걀은 삶아서 흰자는 채 썰고, 노른자는 고운 가루로 만든다.
5. 볼에 재료를 넣고 마요네즈, 소금, 후춧가루를 넣어 버무린다.
6. 그릇에 양상추를 깔고, 버무린 샐러드를 담은 뒤 달걀노른자 가루를 뿌린다.

과일 샐러드

암을 이기는 보약음식 궁합재료

사과, 오렌지, 키위, 바나나, 딸기, 마요네즈, 설탕, 생크림

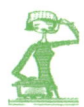
암을 이기는 보약음식 만들기

1. 사과, 오렌지, 키위, 바나나를 알맞은 크기로 썬다.
2. 딸기는 꼭지를 떼고 반으로 가른다.
3. 마요네즈와 생크림, 설탕을 고루 섞어 소스를 만든다.
4. 접시에 재료를 섞어서 담고 소스를 얹는다.

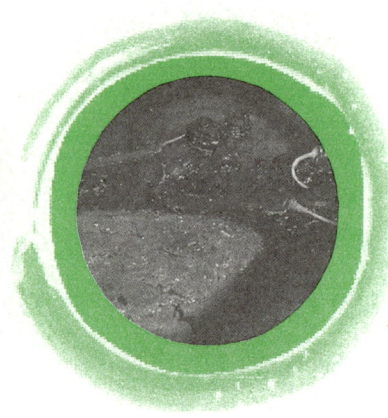

콩의 발효과정에서 항암물질이 증가한다
된장

　우리 식탁의 메인메뉴는 바로 된장국이나 된장찌개인데, 이것은 암 예방식품으로 으뜸이다. 옛날부터 된장은 해독이나 해열에 널리 이용되어 왔는데, 민간약으로 독벌레나 벌에 쏘였거나 뱀에 물렸을 때 독을 풀어 주고 화상과 상처도 치료했다.

　콩 자체에 항암성분이 들어있지만, 발효과정을 거쳐 만들어진 된장에 항암물질이 더 많이 들어 있다. 콩에는 제니스틴이 많이 들어 있는데, 발효가 되면서 제니스테인, 다시 말해 제니스틴 분자에서 당이 떨어지면 아글리콘이란 화합물질로 변한다.

　제니스테인은 식물 에스트로겐인데, 골다공증과 폐경기 증후군 예방을 비롯해 유방암, 전립선암, 폐암 등을 예방해 준다. 더구나 암의 초기단계, 진행단계 등에도 예방효과가 있다.

　또한 콩에는 17%의 지방이 들어 있기 때문에 발효과정에서 유리지방산인 리놀레산과 리놀렌산이 생성되는데, 이 물질은 암 예방과 항암효과를 증진시켜준다. 더구나 된장 발효 중에 생성되는 갈색 색소 역시 발암물질을 제거해 주는 효과가 있다.

콩에는 40%의 단백질이 있는데, 이 단백질은 발효가 되면서 분해되어 펩타이드이란 아미노산이 생성된다. 이 물질은 항산화효과와 암 예방을 비롯해 항암효과에 매우 좋다. 발효의 주균인 바실러스균도 발효과정에서 색소 항암물질을 만들어 낸다.

이밖에 콩에 들어 있는 트립신인히비터, 비타민 E, 레시틴, 피틴산, 콩사포닌, 베타시토스테롤 등도 암 예방 효능이 있다.

된장으로 된 요리는 해마다 명절 끝엔 기름진 명절 음식과 과식으로 소화불량을 호소하는 사람들이 많다. 이 때 속을 다스리는데 효과적인 음식은 바로 된장이다. 된장은 식이섬유가 풍부해 장의 연동운동을 촉진하고 장의 유해균 등 갖가지 독소를 제거해 주기 때문이다. 이 뿐만 아니라 된장은 항암효과에다 피를 맑게 해 고혈압, 동맥경화 등의 혈관질환 예방에도 도움이 된다. 또 변비 개선과 다이어트에도 효과적이다.

암을 이기는 한국인의 보약음식 만들기

된장 돈가스

암을 이기는 보약음식 궁합재료

돼지고기 안심 400g, 양배추 1/4개, 오이·당근 반개씩, 붉은 양배추잎 3장, 치커리 조금, 식용유 2컵, 된장 2큰술, 물엿 1큰술

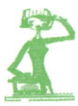

암을 이기는 보약음식 만들기

1. 돼지고기는 돈가스용으로 준비, 앞뒤로 칼집을 잘게 넣는다.
2. 여기에 양파즙 5큰술, 청주 2큰술, 소금, 후춧가루를 뿌려 밑간을 한다.
3. 된장 2큰술에다 물엿 1큰술을 섞은 후 양념한 돼지고기에 발라 잠시 그대로 둔다.
4. 된장 바른 돈가스에 밀가루, 달걀물, 빵가루 순으로 튀김옷을 입힌다.
5. 끓는 기름에 튀김옷을 입힌 돈가스를 넣어 바삭하게 튀긴 후 건져 기름기를 뺀다.
6. 튀긴 돈가스를 먹기 좋은 크기로 썰어 접시에 담고 손질한 야채를 곁들인 후 된장소스를 듬뿍 끼얹는다.
7. 된장소스는 된장 2큰술에다 토마토케첩 5큰술, 설탕 1작은술, 물 1/4컵을 섞으면 된다.

버섯 된장 리소토

암을 이기는 보약음식 궁합재료

쌀 2컵, 느타리버섯 60g, 양송이버섯 3개, 표고버섯 2개, 양파 1개, 실파 3뿌리, 된장 2큰술, 버터 1큰술, 생크림 4큰술, 물 5컵, 소금 조금

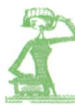

암을 이기는 보약음식 만들기

1. 쌀은 뿌연 물이 나오지 않을 때까지 여러 번 씻은 다음 30분 정도 불린다. 불린 쌀은 체에 건진다.
2. 느타리버섯은 가닥가닥 분리하고 양송이버섯은 껍질을 벗겨 세로로 저며 썰고, 표고버섯은 기둥을 뗀 후 갓만 저민다. 양파는 씻어서 곱게 다지고 실파는 다듬어 씻은 다음 썰어둔다.
3. 달군 팬에 버터를 두르고 손질한 양파를 넣어 볶는다.
4. 씻어놓은 쌀을 3에 넣어 투명해지도록 볶다가 된장과 생크림을 넣어 섞는다.
5. 된장이 고루 풀리고 밥알이 익기 시작하면 물을 붓고 은근히 끓인다. 밥이 눋지 않도록 저어가며 끓인다.
6. 밥알이 부드럽게 익으면 소금으로 간을 맞춘 후 불에서 내려 그릇에 담는다. 송송 썬 실파, 저민 표고버섯을 조금 얹으면 좋다.

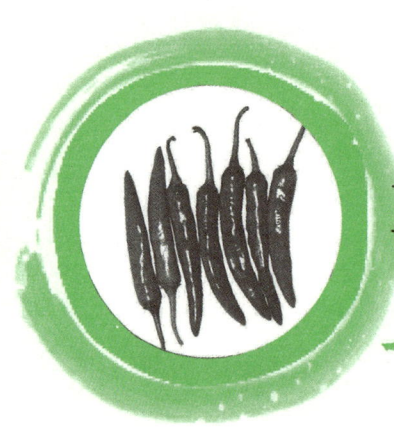

고추의 매운맛 내는 캅사이신은 위암을 억제해준다

고추

고추의 성분을 보면 오렌지나 레몬보다 훨씬 많은 비타민 C가 들어 있고 당근과 비슷하게 비타민 A가 풍부하게 들어있다.

고추의 매운맛은 알칼로이드 화합물인 캅사이신이 때문인데, 이것은 고추의 종류와 경작조건에 따라 함유량이 0.1~1%까지 차이가 난다. 특히 고추씨에 가장 많고 껍질에도 상당량이 함유되어 있다.

최근의 연구 결과는 캅사이신이 발암억제제 또는 항암제로 작용할 수 있다고 보고하고 있다.

캅사이신은 항산화, 염증 억제 작용을 나타냄으로써 조직의 산화적 손상을 막고 종양 촉진이나 진행을 억제할 수 있을 것으로 생각된다.

대부분의 발암성 화학물질들은 우리 몸에 들어와 간에서 대사되어 반응성이 높은 중간체로 활성화된 후 표적세포의 DNA를 공격함으로써 암화과정을 개시하는데, 캅사이신은 발암원 물질들의 대사활성화를 억제함으로써 발암과정을 억제하는 것이다.

캅사이신은 위에서 생성되는 대표적 발암물질인 나이트로소아민의 돌연변이성을 억제하는 한편, 암세포에 넣었을 경우 아폽토시스를 통한 암세포의 자살을 유도함으로써 항암작용을 나타내는 것으로 확인되었다.

사람들은 지금까지 매운 음식을 섭취하면 위 점막이 손상되면서 만성위염이 되고 위암 발생률을 높인다고 알고 있다. 하지만 이와 반대로 고추를 섭취해도 위 점막이 손상되지 않으며, 도리어 위궤양의 발생을 억제한다는 연구 발표도 있다.

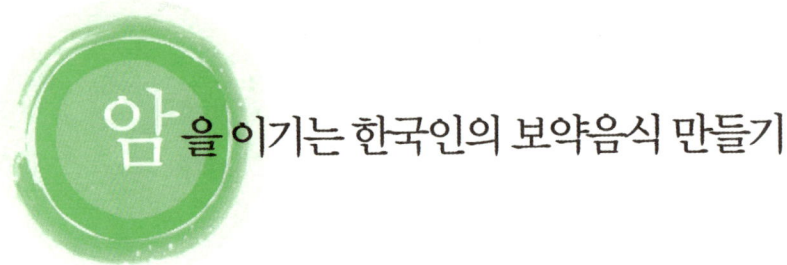

암을 이기는 한국인의 보약음식 만들기

고추잡채 요리

암을 이기는 보약음식 궁합재료

피망 3~4개, 양파 1개, 버섯류(없으면 생략), 돼지고기 100g, 다진 마늘, 간장, 소금 고추기름, 꽃빵

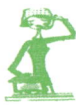 **암을 이기는 보약음식 만들기**

1. 모든 재료는 채로 썬다.
2. 피망을 두 조각으로 잘라 씨를 떼어낸다. 피망이 얇으면 옆으로 썰고, 두꺼우면 씨 있는 자리부터 썬다. 두께는 2mm.
3. 양파는 1~2mm 두께로 썬다.
4. 버섯류도 잘게 찢어 준비한다.
5. 돼지고기는 2~3mm로 채 썬다.
6. 꽃빵을 미리 앉혀둠. 약 십분 정도 찐다.
7. 채 썬 돼지고기를 프라이팬에 고기를 볶는다.
8. 돼지고기를 팬에 넣고 반쯤 익을 무렵, 마늘을 넣고 살짝 볶는다.
   (고추기름을 사용 안할 것이면 간장 2/3순갈을 이때 넣는다)
9. 양파를 넣고 몇 번 저은 후, 나머지 피망 등을 넣고 볶는다 (만약 팽이버섯이라면 거의 마지막에 넣는다).
10. 재료를 다 넣고 볶으면서 소금 간을 맞춘다. 간장을 넣었으면 감안하여 간을 맞춤. 고추기름을 사용하려면 완성 직전에 넣는다.

고추 된장 장아찌

암을 이기는 보약음식 궁합재료

풋고추 300g, 된장 적당량

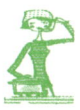

암을 이기는 보약음식 만들기

1. 고추의 꼭지는 절대로 떼지 않는다.
2. 손질한 고추는 소금물에 헹궈 건진다.
3. 바늘이나 뾰쪽한 이쑤시개를 이용하여 꼭지 바늘구멍 2~3군데를 내어 간이 잘 스며들도록 한다.
4. 소금물을 준비하여 그릇에 담은 후 고추 위에 푹 잠길 때까지 부어 주어 2~3일 정도 삭힌다.
5. 삭힌 고추를 된장에 박아 된장 맛이 배면 꺼내어 먹는다. 단 된장에 넣을 때 망에 담아 담그면 꺼낼 때 된장을 털어내지 않아 편리하지만 빠른 시간에 장아찌를 담그고자 하면 하나씩 넣어주는 것이 좋다.
6. 된장 장아찌는 묵은 된장으로 쓰는 것이 좋으며 너무 짜지 않아야 장아찌의 맛이 좋다.

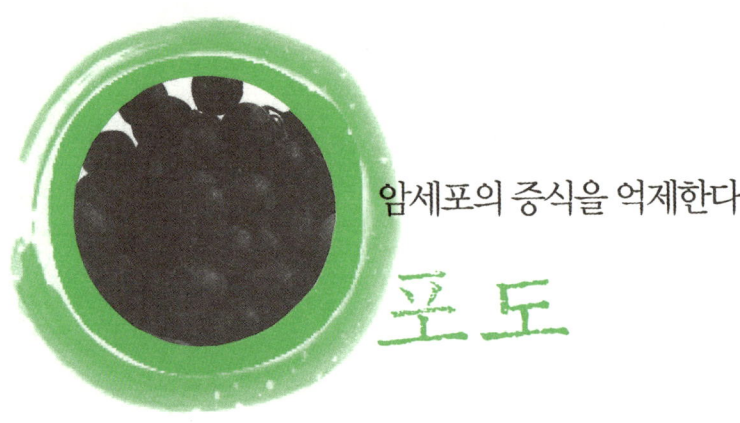

암세포의 증식을 억제한다

포도

포도씨와 껍질에 발암 차단 물질인 레스베라트롤이 풍부하게 들어 있다.

적포도주에는 수많은 생리활성 증진성분들이 포함되어 있는데. 이중에서 레스베라트롤이란 물질이 강력한 항산화와 암 예방에 효능이 있다. 레스베라트롤은 오디와 땅콩을 비롯해 많은 식물에서 발견되고 있다.

레스베라트롤은 포도껍질에 100g당 5~10mg이 들어 있다. 물론 백포도주에도 있지만 적포도주가 1.5~3mg/ℓ 정도로 많은 양이 들어 있는데, 일반적으로 판매되는 포도주스에도 많이 들어 있다.

1997년 미국 시카고 대학의 연구팀에서 레스베라트롤라가 암 예방과 항암작용을 한다고 최초로 발표했다. 실험에서 레스베라트롤이 발암 3단계인 개시, 촉진 및 진행단계 모두를 차단하는 강력한 항 발암작용이 있다는 것을 보여주었다. 이것은 포도의 강력한 항산화 작용과도 관계가 있다.

　레스베라트롤의 암 예방 효능을 보면 발암 원인이 되는 유해한 물질의 독성을 완화시켜 유전자 변형을 막아주고, 개시에서 진행의 단계로 접어든 비정상 세포들의 증식을 강하게 억제해 준다.

　최근 연구발표에 따르면 유방암, 전립선암, 대장암, 폐암 등을 비롯한 수많은 암세포에 레스베라트롤를 투입하면 세포자살을 촉진시키는 유전자들의 활성화가 되면서 암세포의 증식을 억제한다는 것이다.

　포도에 함유된 레스베라트롤은 암 과정의 개시, 촉진, 진행과 연관된 것들을 효과적으로 차단하기 때문에 화학적 암 예방에 효과가 있다는 것이 증명되었다. 그래서 암의 발생을 조절할 수 있는 최고의 화학적 암 예방 물질로 꼽히고 있다.

암을 이기는 한국인의 보약음식 만들기

포도주스

암을 이기는 보약음식 궁합재료
포도 500g(캠벨, 얼리 계통의 흑색포도), 사과 1개, 꿀 2큰술, 레몬 1/2개

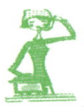

암을 이기는 보약음식 만들기
1. 포도는 싱싱한 것을 골라 알알이 떼어 물에 깨끗이 씻는다.
2. 사과는 껍질을 벗기고 6등분으로 썬다.
3. 레몬은 껍질을 벗긴 후 4등분으로 썬다.
4. 한꺼번에 1,2,3을 주서에 넣고 알맞게 간다. 포도씨를 빼지 않고 갈 때는 주서의 칼날이 손상되지 않도록 주의한다.
5. 식성에 따라 얼음이나 물, 그밖의 첨가물을 넣어 마셔도 좋다.

포도녹말 스프

암을 이기는 보약음식 궁합재료
포도즙 반 컵, 물 3컵, 설탕 3큰술, 녹말물 적당량, 소금 약간

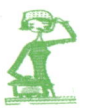

암을 이기는 보약음식 만들기
포도즙과 설탕물을 섞어 냄비에 넣고 끓이다가 녹말 물을 넣어 약간 되직하게 한 다음 소금을 넣어 간한다.

포도 식초

암을 이기는 보약음식 궁합재료
포도(거봉계열), 소주

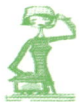

암을 이기는 보약음식 만들기
1. 포도는 싱싱한 것을 골라 알알이 떼어 물에 깨끗이 씻는다.
2. 포도를 믹서에 넣고 간다.
3. 항아리에 ②와 소주를 붓고 포도주처럼 3개월 동안 발효시킨다.
4. ③을 체로 거른 뒤 항아리에 담아 9개월 동안 발효시킨다. 이때 항아리 입구를 망사로 씌우고 뚜껑을 열어 둔다.
5. 체로 걸러 살균 처리한다.

포도 에이드

암을 이기는 보약음식 궁합재료
포도 400G(캠벨, 얼리 계통의 흑색포도), 설탕 5큰술, 얼음물 4컵

암을 이기는 보약음식 만들기
1. 포도는 싱싱한 것을 골라 알알이 떼어 물에 깨끗이 씻는다.
2. 포도와 준비한 설탕, 얼음물 등을 믹서에 넣고 2~3분 간다.
3. ②를 체로 걸러 찌꺼기를 제거한 다음 마신다.

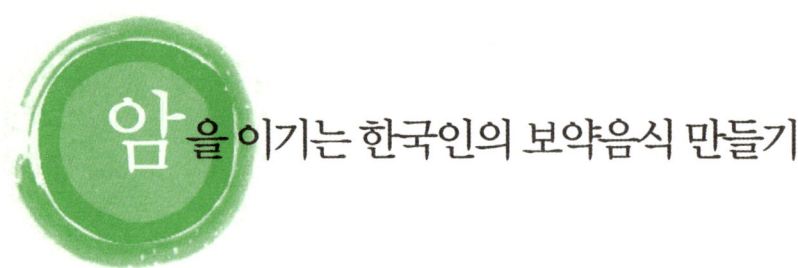
암을 이기는 한국인의 보약음식 만들기

포도 크레이프

암을 이기는 보약음식 궁합재료

포도즙 1컵, 설탕 5큰술, 밀가루 2컵, 우유 1컵, 버터 녹인 것 4큰술, 달걀 4개, 소금 약간

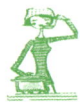 암을 이기는 보약음식 만들기

1. 포도즙과 설탕을 끓여 시럽을 만든다.
2. 넓은 볼에 달걀, 우유, 버터 녹인 것, 소금을 넣고 잘 섞은 뒤 밀가루를 넣어 묽고 고운반죽을 한 다음 기름칠한 팬에서. 얇은 밀전병을 부친다.
3. 접시에 밀전병을 1/4로 접어 2~3장 겹쳐서 담은 뒤 포도시럽을 끼얹어 낸다.

포도 쉐이크(우유음료)

암을 이기는 보약음식 궁합재료

포도즙 1컵, 물 3컵, 설탕 2큰술, 아이스크림 1컵, 얼음 적당량

암을 이기는 보약음식 만들기

모든 재료를 믹서에 넣어 간 뒤 차게 식힌 유리잔에 담아낸다.

포도 셔벗(얼음과자)

암을 이기는 보약음식 궁합재료
포도즙 1컵, 물 2컵, 꿀 6큰 술, 달걀흰자 1개

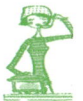
암을 이기는 보약음식 만들기

1. 달걀흰자는 거품기로 흐르지 않을 정도로 거품을 낸다.
2. 넓은 볼에 포도즙과 물, 꿀을 넣어 거품기로 섞어주고 흰자 거품을 넣어 다시 한 번 섞어준 뒤 냉동실에 얼린다(얼리는 도중 여러 번 섞어주면 부드럽게 언다).

포도 요리의 기본이 되는 포도즙 만들기

암을 이기는 보약음식 궁합재료
포도 4kg, 물 1리터

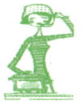
암을 이기는 보약음식 만들기

1. 포도를 알알이 따서 깨끗이 씻은 다음 물기를 뺀다.
2. 씻은 포도를 밑이 넓은 냄비에 담은 뒤 불을 켜고 감자 으깨는 기구나 컵 밑면을 이용해 눌러 대충 터뜨려준다.
3. 포도가 끓기 시작하면 물을 넣고 5~10분간 더 끓여 충분히 물러 터지게 한 뒤 체에 놓고 국물을 내리면 된다.

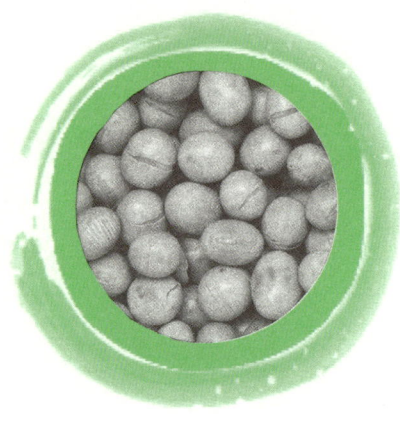

유방암과 전립선암 예방에 좋은 이소플라본이 많이 들어 있다

콩

　암의 치료와 예방에 대한 식이요법에는 콩으로 만든 식품 섭취가 으뜸이다. 그래서 사람들은 콩을 최고의 건강식품으로 인식하는 것이다.

　미국 학술지에 따르면 콩은 다른 암보다 유방암과 전립선암을 예방하고 치료해 주는데 매우 효과적이라는 발표가 있다.

　콩에 함유되어 있는 대표적 유효성분은 이소플라본이다. 이 성분에는 제니스틴, 다이드제인, 글리이세틴 등이 있는데, 이것들은 콩 속에서 당과 결합한 상태로 존재하고 있다.

　이 물질들은 인체에 섭취되면 장내 미생물들로 인해 당이 제거된 다음 장에서 흡수가 된다. 이 중에서 특수한 생리작용을 하는 이소플라본이란 물질이 있는데, 이 물질의 생리적 작용이란 세포 내의 신호전달 체제를 담당하는 단백질인 산화효소를 저해시키는 작용을 말한다.

이와 같은 이소플라본 중 암세포를 억제시키는 능력이 뛰어난 것은 제니스틴인데, 이 물질은 에스트로겐과 화학구조가 매우 흡사하다.

전립선 암세포로 암을 유발시킨 동물실험에게 제니스틴을 투여한 결과 암세포의 크기가 현저하게 줄어들었다. 이와 같은 효능은 세포분열 단계를 억제하는 능력이 있기 때문이다. 더 정확하게 설명하면 세포주기를 관장하는 특수단백질을 조절해 G2/M 이라는 세포주기의 중간단계를 억제한다.

이밖에 제니스틴은 아폽토시스라는 암세포 사멸 과정을 촉진시켰고 암세포의 혈관생성 인자나 암세포 전이인자들의 작용도 억제시켰다.

따라서 이소플라본의 섭취를 하기 위해서는 가능한 한 콩을 많이 먹으면 항암효과를 얻을 수가 있다.

암을 이기는 한국인의 보약음식 만들기

콩 스테이크

암을 이기는 보약음식 궁합재료

불린 흰콩 1컵, 양파 ½개, 달걀 고구마 각 1개, 불린 쌀가루 ½컵, 빵가루 3큰술, 식용유, 소금, 후추, 올리브오일 2큰술, 다진 양송이 1큰술, 밀가루 2큰술, 토마토케첩 3큰술, 다시마 육수 2컵, 소금 후추 약간

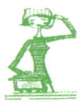
암을 이기는 보약음식 만들기

1. 불린 콩 1컵을 냄비에서 살짝 삶는다. 콩껍질은 벗겨 내고 믹서에서 알갱이가 적당히 씹일 정도로 간다. 쌀은 불려서 믹서에 곱게 간다.
2. 양파를 적당히 다진다.
3. 고구마는 삶아서 껍질을 벗긴 후 으깬다.
4. 오목한 그릇에 ①②③과 통밀가루 빵가루 달걀 소금 후추를 넣어 치댄 뒤 둥글납작하게 빚는다.
5. 프라이팬이 뜨거워지면 식용유를 넉넉히 두른 후 빚어 놓은 콩 스테이크를 은은한 불로 지져낸다. 프라이팬에 올리브 오일을 두르고 밀가루를 볶다가 케첩을 넣고 충분히 볶은 다음 다시마 물을 부어 소스를 만든다.
6. 노릇노릇하게 구워지면 접시에 담고 적당량의 소스를 뿌리고 야채로 장식한다.

콩전

암을 이기는 보약음식 궁합재료

불린 노란콩(메주콩) 1½컵, 불린 쌀·밀가루 ½컵씩, 물 ½컵, 부추 50g, 잔새우 80g, 소금 ½작은술, 다진 양파 3큰술, 다진 청·홍고추 1큰술씩, 식용유 적당량

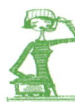

암을 이기는 보약음식 만들기

1. 콩은 씻어서 찬물에 담가 하룻밤 불린 다음 양손바닥으로 쌱쌱 비벼 가면서 껍질을 벗겨 씻는다.
2. 부추는 잘게 썰어준다. 잔새우는 껍질을 벗기고 엷은 소금물에 슬쩍 씻어낸 다음 대충 다진다.
3. 블렌더에 불린 노란콩과 쌀, 물 ½컵을 넣고 작은 알갱이가 보일 정도로 갈아준다.
4. 볼에 부추, 다진 새우, 다진 양파, 다진 청·홍고추, 밀가루를 고루 섞은 후 가볍게 섞어준다.
5. 부치기 바로 전에 소금을 넣고 달군 팬에 식용유를 두르고 노릇노릇하게 부쳐낸다.

알아야 할 요리 points

간 콩을 양념과 섞을 때 너무 막 휘저으며 섞으면 콩이 삭는다.

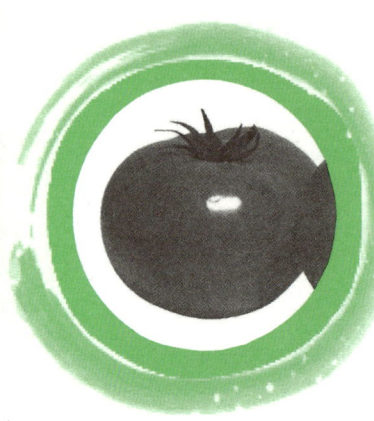

생토마토보다 조리로 가공해서 섭취하면 효과가 더 좋다

토마토

　토마토에는 다른 식품보다 영양소가 풍부하고 항산화 영양소인 비타민 C와 A의 전구체인 카로테노이드가 많이 들어 있는 식품이다. 다시 말해 토마토와 토마토 가공품에는 카로테노이드의 일종인 라이코펜 함량이 매우 많이 들어 있다.

　라이코펜은 베타카로틴보다 활성산소를 제거해 주는 효능이 2배인데, 이것은 암의 발생을 억제시켜준다.

　체내에서 산소를 태워 에너지를 만드는 대사과정이나 외부에서 침입한 이물질을 막아주는 면역기능을 통해 활성산소가 생성되고, 이 활성산소는 체내의 항산화효소나 항산화물질에 의해 제거된다. 이것이 원활하게 이뤄지지 않으면 세포에 손상이 나타나면서 암이 발생되는 것이다.

　라이코펜은 토마토 페이스트에 100g당 55.45mg으로 가장 많이 들어 있고 그 다음으로 토마토소스나 토마토케첩→토마토퓨

레→스파게티소스→토마토주스→토마토 순이다.

그러나 라이코펜은 카로테노이드 중 잘 알려진 베타카로틴에 비해 활성산소를 없애는 능력이 2배에 달하고 이러한 항산화 능력으로 인해 암의 발생을 억제하는데 관여하는 것으로 보인다.

체내에서는 산소 소모를 통해 에너지를 만들어내는 대사과정이나 외부에서 침입한 이물질을 제거하는 면역기능을 수행하면서 활성산소를 생성하게 되고 이렇게 생성된 활성산소는 체내의 항산화효소 또는 항산화 물질에 의해 제거되게 된다.

그러나 이러한 체내 항산화 방어체계가 원활하지 못한 경우에 세포 손상이 발생하게 되는데 이 조직이 암 발생으로 이어질 수 있다.

최근에 발표된 논문에서는 하루 1회 토마토소스 파스타를 3주간 섭취하게 한 결과 혈중 임파구 및 전립선 조직의 산화손상이 감소하는 것이 관찰돼 라이코펜은 단기보충에 의해서도 그 효과를 볼 수 있음이 증명되었다.

이외에도 라이코펜은 암세포의 고사와 세포 주기 조절을 통한 항암효능도 있는 것으로 보인다.

특히 토마토를 날 것으로 먹는 것보다 식품으로 조리나 가공했을 때 생물학적 활성이 훨씬 높게 나타난다. 더구나 물에 잘 녹지 않고 기름에 녹는 지용성이기 때문에 기름과 함께 조리하면 체내에서의 흡수가 쉽다.

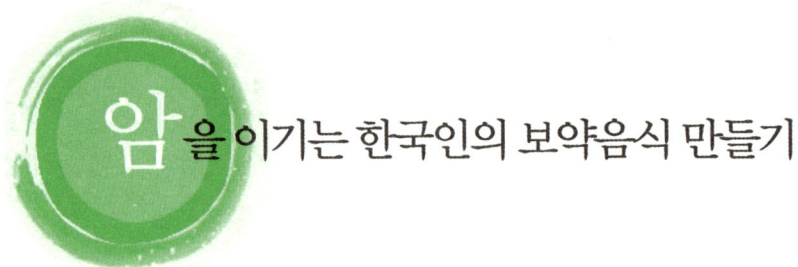

암을 이기는 한국인의 보약음식 만들기

토마토 라이스

암을 이기는 보약음식 궁합재료

불린쌀 2컵, 물 2컵, 올리브 오일 2큰술, 채썬 마늘 1큰술, 토마토 4개, 당근, 옥수수(통조림도 괜찮음), 파 약간, 소금,

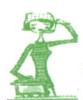 암을 이기는 보약음식 만들기

1. 끓는 물에 소금을 조금 넣고 요리조리 둥글려서 꺼내어 껍질을 벗겨서 다져놓는다.
2. 쌀은 불려놓고, 토마토 다져서 준비하고 당근 옥수수. 파는 잘게 다져 놓는다.
3. 마늘을 편으로 썰어 올리브 오일 두른 냄비에 향이 나도록 볶다가 4. 물에 불린 쌀을 넣고 끈기가 느껴질 때까지 볶다가 물을 붓고, 다진 토마토 넣어 뚜껑을 열어 놓은 채 끓인다. (약간 센 불)
5. 10분쯤 끓이다가 불을 줄이고 야채 다져 준비한 것을 넣고 다시 끓인다.

토마토 스파게티

암을 이기는 보약음식 궁합재료

소금, 후추, 올리브 오일, 마늘 2쪽, 양파 1/4쪽, 토마토, 케첩 기호에 따라 고추장, 고추, 베이컨, 파프리카, 양송이 추가

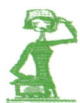

암을 이기는 보약음식 만들기

1. 먼저 스파게티 면을 끓는 물에 소금을 넣고 삶는다.
2. 약 8분간~ 1인분은 50원짜리 동전 넓이만큼 잡아주면 된다.
3. 마늘은 적당히 다지고 양파는 길게 썰어서 소금, 후추, 올리브 오일과 프라이팬에 넣고 볶는다.(양파가 투명해질 때까지)
4. 방울토마토를 8등분 정도 해서 케첩이랑 섞어서 넣고 기호에 따라 고추장을 아주 조금 넣으면 깔끔한 맛이 나고 약간 많이 넣으면 떡볶이 맛이 난다.
5. 토마토가 익으면 삶아놓은 면을 넣고 2~3분 더 볶는다.
6. 완성한 다음 그 위에 모차렐라 치즈를 뿌려도 맛있다.

토마토 꼬치

암을 이기는 보약음식 궁합재료

방울토마토, 햄, 양파 , 삶은 계란 노른자, 감자 ,마요네즈 3작은술

암을 이기는 보약음식 만들기

1. 토마토를 반 잘라서 속을 빼어 놓는다.
2. 달걀을 삶아서 노른자만 분리해서 으깨어 놓는다.
3. 햄, 양파, 감자를 아주 잘게 썰어 프라이팬에 같이 볶는다.
4. 으깨어 놓은 달걀노른자와 볶은 햄, 양파, 감자를 섞는다.
5. 섞은 재료에 마요네즈 3작은 술을 넣는다.
6. 반 잘라 속을 뺀 토마토에 재료를 꾹꾹 눌러 채워 넣는다.
7. 프라이팬에 약간 뜨거워질 정도로 굽는다.
8. 완성된 음식을 꼬지에 끼운다.

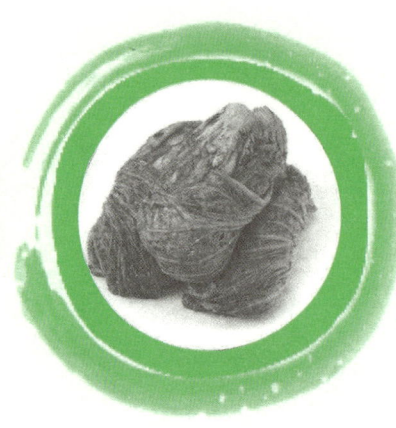

김치발효에서 생성되는 유산균은 대장암 예방에 단연 으뜸이다

김치

배추는 김치의 주재료로서 우리의 구미를 돋우고, 저장할 수 있어서 사철 동안 맛을 볼 수 있는 식품이다. 배추는 장기간 저장해도 영양 손실이 거의 없어 싱싱한 자연식으로 섭취할 수 있고, 섬유질이 많아 변비를 예방한다. 배추의 성분은 수분이 대부분이고 단백질, 지방, 탄수화물, 칼슘, 인 등과 비타민 A, B1, B2, C가 풍부하며 소화를 돕는다.

김치는 배추가 주원료이지만 마늘, 생강, 파, 무, 고추 등의 항암식품들이 첨가되어 만들어지는 것이다. 다시 말해 김치에 사용되는 모든 재료가 항암식품인데, 김치가 숙성되는 과정에서 나타나는 유산균 발효로 김칫국물 1㎖당 약 1억 마리의 유산균이 들어 있으며, 이와 함께 항암 발효물질들이 동시에 생성된다.

암 예방에 가장 효과적인 김치는 적당하게 익었을 때인데, 김치 유산균들은 대장까지 내려가 작용을 하기 때문에 대장암 예방에 특히 좋다. 예를 들면 식단이 서구화로 변화하기 전에 주 반찬으로 김치를 즐겨 먹은 시기의 한국인의 병력을 살펴보면 대장암 발생이 극히 적었다.

김치가 암 예방에 효과가 있다는 것은 아메스 실험, SOS 실험, 세포 발암계 실험, 초파리 실험, 쥐를 이용한 항암실험과 암세포 전이실험 등으로 이미 증명되었다.

김치에 함유 되어 있는 항암물질은 배추에서 유래된 이소티오시아네이트, 인돌 3-카비놀, 베타시토스테롤, 비타민 C 등이고, 그밖에는 항황화합물 카로티노이드, 후라보노이드, 비타민 E, 셀레늄, 식이섬유소, 불포화지방산, 유산균 등이 있다.

그렇지만 김치를 어떻게 만드느냐에 따라서 암 예방효과가 극대화될 수 있다.

예를 들면 소금은 정제염보다 간수를 뺀 천일염이 좋지만, 이것보다 구운 소금, 죽염(1회)으로 김치를 담그면 효과가 더 좋다.

항암 효과를 높이려면 일반 배추보다 유기농 배추가 좋고, 겨우살이 추출물 등으로 양념에 첨가해 5℃의 저온에서 발효시키면 효과적이다.

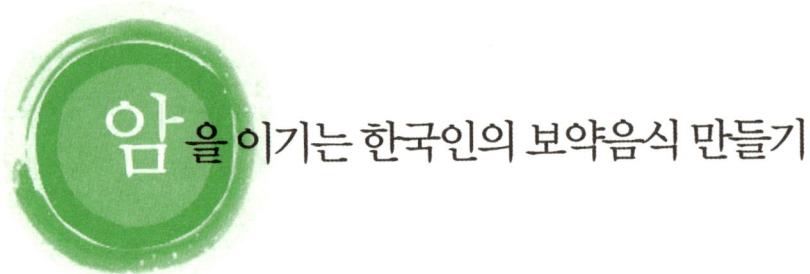
암을 이기는 한국인의 보약음식 만들기

김치 잡채

암을 이기는 보약음식 궁합재료

김치 5줄기, 돼지고기 100g, 당근 50g, 양파 1/2개, 잔파 5뿌리, 느타리버섯 3송이, 간장, 다진 마늘 1작은술, 깨소금, 소금, 후추, 식용유, 참기름, 실고추

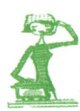
암을 이기는 보약음식 만들기

1. 김치는 줄기 부분으로만 물에 헹구어 씻는다.
2. 김치는 5~6cm 길이로 보통 굵기로 채 썬다.
3. 돼지고기는 살코기 부분으로 결대로 넓게 포를 뜬 후 채 썬다.
4. 돼지고기 채에 간장, 다진 마늘, 후추, 깨소금을 넣어 양념을 한다.
5. 당근·양파는 채 썰고, 잔 파는 5~6cm 길이로 썬다.
6. 느타리버섯은 끓는 물에 살짝 데쳐 씻은 후 물기를 짠 다음 가늘게 찢어 놓는다.
7. 오목한 팬에 기름을 넣고 양념한 돼지고기를 볶다가 고기가 익었으면 양파, 당근을 넣어 볶는다.
8. ⑦에 느타리버섯, 김치를 넣어 볶다가 잔 파를 넣고 소금, 후추를 넣어 간을 맞춘다.

김치 수제비

암을 이기는 보약음식 궁합재료

김치 200g, 감자 1개, 양파 ½개, 풋고추 2개 대파 1뿌리, 멸치 20g, 다시마(10cm) 2토막, 다진 마늘 1큰술, 국간장, 약간 밀가루 3컵, 달걀 1개, 식용유 1작은술, 물, 소금 약간, 간장 3큰술, 다진 파, 마늘 약간씩, 깨소금 1큰술 고춧가루, 참기름 약간

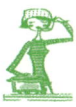

암을 이기는 보약음식 만들기

1. 멸치와 다시마로 맑은 장국을 만든다.
   (냄비에 물을 붓고 멸치, 다시마를 넣어 끓기 시작하면 7~8분 정도 끓인 후 불을 끄고 20분쯤 두었다가 체에 걸러 장국을 만든다.)
2. 김치는 속을 털어낸 후 물기를 짠 다음 송송 썰어놓는다.
3. 감자, 양파는 껍질을 벗긴 후 한 입 먹기 좋게 썰고, 풋고추와 대파는 같은 크기로 어슷 썰기한다. 풋고추는 찬물에 헹궈 씨를 털어놓는다.
4. 밀가루에 달걀, 식용유, 소금, 물을 넣고 날가루가 없을 정도로 적당히 치댄 후 비닐봉지나 랩에 싸서 냉장고에 넣어둔다.
5. 장국에 김치를 넣고 끓인 후 야채를 넣고 끓이다가 미리 냉장고에 넣어두었던 반죽을 꺼내 수제비를 하나씩 떼서 넣는다. 이때 손에 물을 묻혀 가면서 반죽을 얇게 펴 넣어야 맛있다. 수제비를 떼 넣은 다음 풋고추와 대파, 다진 마늘을 넣고 국간장으로 간을 맞춘다.
6. 간장에 고춧가루, 다진 파, 다진 마늘, 깨소금, 참기름을 넣어 양념장을 만들어 수제비에 곁들여 식성에 맞게 간을 맞춰 먹도록 한다.

김치 돈까스

암을 이기는 보약음식 궁합재료

배추김치 200g, 돼지고기 등심 500g, 달걀 2개, 깻잎 20장, 양파 1개, 밀가루, 빵가루, 소금, 후추, 식용유, 꼬챙이

암을 이기는 보약음식 만들기

1. 돼지고기 등심은 1cm 두께로 썰어 한쪽 끝을 붙여놓고 반을 갈라 칼끝으로 힘줄을 끊어주고 살짝 두드려 소금, 후추를 뿌린다.
2. 김치와 양파는 곱게 다져 식용유를 두르고 볶아내어 서로 잘 엉기도록 달걀을 버무린다.
3. 손질한 돼지고기에 밀가루를 솔솔 뿌린 후 깻잎을 놓고 볶은 김치를 올린 후 반으로 접어 꼬챙이로 꿰어 밀가루, 달걀물, 빵가루 순으로 묻혀 170℃의 식용유에서 노릇하게 튀겨낸다(튀김기름에 약간의 돼지기름을 넣으면 훨씬 구수한 맛이 난다).

김치 튀김밥

암을 이기는 보약음식 궁합재료

배추김치 1포기, 밥 4공기, 깨소금 1큰술, 참기름 1큰술, 소금 약간, 밀가루, 달걀, 빵가루, 식용유

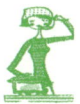 암을 이기는 보약음식 만들기

1. 김치는 소를 털어내어 잘게 썬다.
2. 밥에 잘게 썬 김치를 넣고 깨소금, 참기름, 소금으로 양념하여 초밥틀에 찍어낸다.
3. ②의 밥에 밀가루, 달걀물, 빵가루 순으로 옷을 입혀 180℃의 식용유에 튀겨낸다.

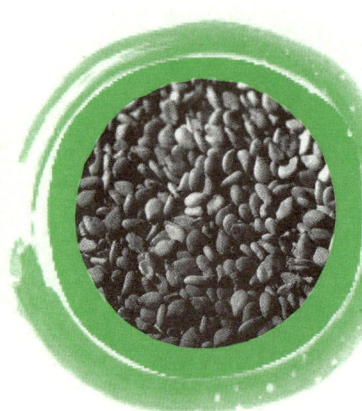

유방암과 대장암 발생억제 효과에 뛰어나며,
쉽게 섭취할 수 있는 재료이다

들깨와 들깻잎

들깨에는 지방 40%, 단백질 16%, 당질 20%, 식이섬유 18%가 들어 있다. 또한 구성 지방산은 리놀렌산 54%, 리놀레산 13%, 올레산 19% 가 함유되어 있다.

들깨기름에는 페리라알데하이드, 리모넨, 페리라케톤 등이 0.3~0.8%가 들어있으며 들깨에는 독특한 향이 들어 있다. 들기름의 주성분은 리놀렌산인데, 이것은 리놀레산과 함께 인체에 반드시 필요한 필수지방산이다. 이것이 부족하면 성장저해, 불임, 피부질환 등이 나타난다.

리놀렌산은 오메가 3지방산인데, 항돌연변이 효과와 암세포 증식을 억제해 준다. 특히 유방암과 대장암의 발생을 억제시키고 시신경에도 영향을 주며 학습능력을 증진시켜 치매를 예방 해 준다.

들깨가루에는 불용성 식이섬유소가 많이 들어 있기 때문에 발암물질을 만나면 결합으로 제거시키고 들깨에 들어 있는 푸라보노이드는 발암물질에 의한 돌연변이성을 억제해 준다.

들기름은 고도불포화지방산이기 때문에 산화작용으로 쉽게 산패를 일으킬 수 있다. 들기름을 냉장고에 보관하면 한 달까지 먹을 수 있고 종자로는 실온에 저장해도 매우 안전하다.

들깻잎은 고기나 생선회 등을 먹을 때 감초로 빠지지 않는 채소다. 그것은 고기에 함량이 부족한 비타민 A와 C, 칼슘 등을 공급해 주고 또한 쇠고기에 많이 들어 있는 포화지방산과 콜레스테롤까지 제거해 준다.

특히 엽록소가 많아 항산화작용, 돌연변이 억제 및 항암작용에 좋다. 이밖에 암예방에 좋은 파이톨과 안토시아닌 등 푸라보노이드 색소가 많이 함유되어 있다.

암을 이기는 한국인의 보약음식 만들기

들깨 수제비

암을 이기는 보약음식 궁합재료

반죽: 밀가루(중력분)3컵, 날콩가루 3큰술, 물 300cc, 소금 1/2작은술
국물: 멸치육수 10컵(멸치 30g, 다시마 10cm 1조각), 생들깨 2컵
야채: 양파, 느타리버섯, 호박, 감자 적당량

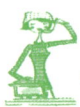

암을 이기는 보약음식 만들기

1. 생들깨는 깨끗이 씻어 체에 받힌다.
2. 반죽 재료를 섞어 반죽을 한다(많이 치대지 말고 뭉쳐질 정도만 반죽을 한다. 뭉쳐지면 비닐 봉투에 싸서 냉장고에 넣어 2~3시간 이상 숙성시키면 반죽이 쫄깃해진다).
3. 멸치육수를 준비한다.
4. 씻어놓은 생들깨는 멸치육수를 2컵 정도 넣고 믹서에 갈아준다.
5. 체에 걸러 들깨국물을 걸러 낸다.
   *이때 남은 멸치육수를 계속 부어주면서 맑아질 때까지 걸러준다.
6. 야채를 준비한다.
7. 준비한 들깨국물에 양파, 감자를 먼저 넣고 끓여준다.
8. 국물이 끓으면 반죽을 떼어 넣는다. 느타리버섯, 호박도 중간에 넣는다(센불에 끓여야 반죽이 쫀득하다).
9. 충분히 끓으면 파를 넣으면 된다.

깻잎 장아찌, 깻잎 김치 만들기

암을 이기는 보약음식 궁합재료

깻잎 50장 정도, 당근 약간, 양파 1개, 풋고추 3개, 홍고추 3개
간장 5숟가락, 매실액 1숟가락, 맑은 젓국 1숟가락, 설탕 1/2 숟가락, 다진 마늘 1/2 숟가락, 들기름 1숟가락(또는 참기름), 갈아놓은 깨 1숟가락

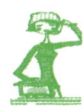

암을 이기는 보약음식 만들기

1. 깻잎을 깨끗이 씻어 물에 10분 정도 담가 놓는다.
2. 당근, 풋고추, 홍고추, 양파를 손질해 준비해 둔다.
   당근은 채 썰고, 양파는 다져 주고, 고추는 반으로 잘라 씨를 털어 내고 채 썰어 준다.
3. 준비된 양념들과 함께 잘 버무려 준다.
   양념장을 만드실 때 물을 조금 넣어 묽게 하여도 되고 설탕, 간장의 양은 입맛에 따라 조절해 주면 된다.
4. 깨끗이 씻은 깻잎을 한 장 한 장 양념을 발라서 재어놓은 다음 깻잎 숨이 죽은 다음 먹으면 된다.

깻잎 생채

암을 이기는 보약음식 궁합재료

깻잎 20장, 양파 1/2개, 생채 양념(고춧가루 11/2 작은술, 소금 1/2 작은술, 설탕 약간, 깨소금 2 작은술, 참기름 1 작은술)

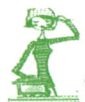

암을 이기는 보약음식 만들기

1. 깻잎은 흐르는 물에 깨끗이 씻어 건져 물기를 뺀다.
2. 양파는 곱게 채 썬 뒤 헹궈 건져 매운맛을 뺀다.
3. 물기 뺀 깻잎을 가지런히 모아 반으로 자른 후 0.5cm 폭으로 썬다.
4. 분량의 재료로 양념장을 만들어 양파와 깻잎을 넣고 살살 버무려 그릇에 담아낸다.

깻잎나물

암을 이기는 보약음식 궁합재료

깻잎 60장, 다진 쇠고기 30g, 홍고추 1개, 대파 1/4 뿌리, 고기 양념(간장·참기름 1작은술씩, 설탕·다진 파·다진 마늘 1/2 작은술씩, 깨소금 2작은술, 후춧가루 약간), 나물 양념(국간장 1큰술, 다진 마늘 1작은술, 들기름·깨소금 2작은술씩, 설탕 약간)

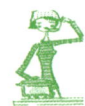

암을 이기는 보약음식 만들기

1. 깻잎을 흐르는 물에 깨끗이 씻어 건져 물기를 뺀다.
2. 다진 쇠고기는 키친타월로 눌러 핏물을 뺀 뒤 분량의 양념으로 무친다.
3. 깻잎을 가지런히 모아 반으로 잘라 끓는 소금물에 넣어 살짝 데친 후 찬물에 여러 번 씻어 건진다.
4. 대파는 어슷어슷하게 채 썰고 홍고추는 반 갈라 씨를 빼고 곱게 채 썰어 분량의 나물 양념을 넣고 물기 꼭 짠 깻잎을 넣어 간이 배게 주무른다.
5. 기름 두른 팬에 양념한 고기를 볶다가 익으면 양념한 깻잎을 넣고

재빨리 볶아낸다.

깻잎전

암을 이기는 보약음식 궁합재료

깻잎 12장, 쇠(쇠고기 50g, 두부 30g, 다진 파 · 깨소금 · 참기름 1작은술씩, 다진 마늘 · 소금 · 설탕 1/2작은술씩, 후춧가루 약간), 달걀 2개, 밀가루 · 식용유 적당량씩

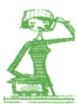

암을 이기는 보약음식 만들기

1. 깻잎을 흐르는 물에 깨끗이 씻어 건져 물기를 뺀다.
2. 쇠고기는 살코기로 준비하여 곱게 다져 키친타월로 눌러 핏물을 빼고, 두부는 곱게 으깨서 물기를 살짝 짠다.
3. 분량의 재료로 양념을 만들어 고기와 두부를 넣고 간이 배게 주무른다.
4. 달걀을 깨서 흰자, 노른자로 나누어 각각 소금을 조금씩 넣고 고루 풀어놓는다.
5. 깻잎 한 면에 밀가루를 고루 발라 털고 양념한 소를 얇게 펴서 넣은 다음 반으로 접고 밀가루 옷과 달걀 물을 입힌다. 기름 두른 팬에 넣고 흰색과 노란색으로 지져낸다.

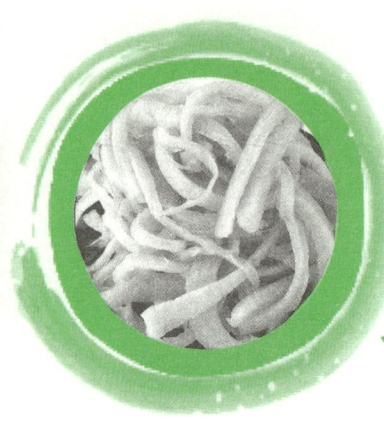

사포닌 성분이 함유되어 강한 항염증작용으로 암 예방효능에 뛰어나다

도라지

한의학에서는 가을이나 봄철에 도라지의 뿌리껍질을 벗기거나 그대로 말린 것을 길경(桔梗)이라 하며 다양한 처방전에 널리 활용된다.

특히 한방에서는 배농, 거담, 편도선염, 최유, 진해, 화농성 종기, 천식 및 폐결핵의 거담제로서, 그리고 늑막염 등에도 효과가 있는 것으로 알려져 있다.

도라지의 주요 약리성분은 트리테르페노이드(triterpenoid)계 사포닌으로 밝혀졌으며 기관지 분비를 항진시켜 가래를 삭히는 효능이 있다.

또한 이 물질들은 곰팡이의 독소생성을 감소시키며, 동물실험에서 식균 작용을 촉진한 것으로 나타났다. 더구나 이눌린 성분은 생쥐를 이용한 항암실험에서 강한 항암활성까지 보여주었다.

도라지 효소 중 텔로미어는 인간의 수명을 조절해 주며, 아울러 강력한 활성화로 세포분열이 지속적으로 일어나도 텔로미어의 길이는 변치 않는다. 그렇기 때문에 텔로머레이즈 효소활성의 선택적 저해제 개발은 항암제 개발의 목표이기도 하다.

그렇지만, 지금까지 도라지의 항암작용에 대한 정확한 것이 없기 때문에 연구에 대한 시간이 더 필요하다.

암을 이기는 한국인의 보약음식 만들기

통도라지 강정

암을 이기는 보약음식 궁합재료

주재료: 통도라지 300g
부재료: 물 한 컵, 올리고당 소금 약간, 간장 1티스푼 검은깨 약간

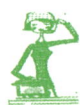

암을 이기는 보약음식 만들기

1. 통도라지를 껍질을 벗긴다(큰 것은 반으로 잘라 먹기 좋은 크기로 만든다).
2. 소금을 조금 넣고 물을 끓인 후 도라지를 데친다(쓴맛이 없어진다).
3. 데친 도라지를 체에 받쳐 놓는다.
4. 물, 간장을 끓인다. 끓기 시작하면 체에 받쳐놓은 도라지와 올리고당을 넣고 중불에서 졸인다.

알아야 할 요리 point

물과 간장을 졸일 때 생강가루를 조금 넣어주면 아린 맛을 없앨 수 있다.

햇도라지 김치

암을 이기는 보약음식 궁합재료

생도라지 3kg: 말린 것과 삶은 것이 흔하지만, 제철인 봄에는 싱싱한 생도라지를 쉽게 구할 수 있다. 껍질을 벗기고, 5~6cm 정도 크기로 찢는다.
무 0.5kg: 다듬어 곱게 채 썬다.
오이 0.5kg를 씨 없고 속살이 단단한 오이를 납작하고 어슷하게 썬다.
다진 마늘 2/3컵, 다진 생강 1/3컵, 김치용 고춧가루 1/3컵, 고운 고춧가루 2/3컵, 설탕 1/2컵,) 굵은 파 2컵(2cup): 3 - 4cm 길이로 채 썬다.
소금은 천일염을 사용하여 우거지용 배춧잎을 준비한다.

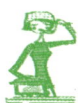

암을 이기는 보약음식 만들기

1. 도라지에 한줌의 소금을 문질러 비빈 다음 30분 정도 둔다. 무·오이도 함께 숨죽인다.
2. 도라지·무·오이를 가볍게 짜서 소쿠리에 건진다. 소금물은 받아둔다.
3. 넓은 그릇에 마늘 생강 고춧가루 설탕을 넣어 고루 섞은 다음, 도라지 무·오이를 붓고 파를 뿌려 버무린다.
4. 병이나 항아리에 도라지를 차곡차곡 다져 담고, 받아둔 소금물로 양념 그릇을 헹궈 위에 붓는다.
5. 고추장을 넣는다.
6. 말린 도라지, 껍질 벗겨 삶은 도라지 등은 즉석 조리용으로는 편리하나, 도라지 김치로 담가 계절의 풍미로 즐기기에는 향과 맛에서 뒤떨어진다.
7. 우거지로 덮고 눌림을 한 후, 뚜껑을 덮어 찬 곳에 둔다.

알아야 할 요리 point

즉석에서 먹을 때는 식초 설탕, 혹은 고추장을 넣는다. 말린 도라지, 껍질 벗겨 삶은 도라지 등은 즉석 조리용으로는 편리하나, 도라지를 김치로 담가 계절의 풍미로 즐기기에는 향과 맛에서 뒤떨어진다.

통도라지 무침

암을 이기는 보약음식 궁합재료
통도라지 100소g, 소금 1작은술, 설탕, 식초, 물엿, 마늘, 고춧가루, 실파, 통깨약간

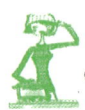

암을 이기는 보약음식 만들기
1. 3cm정도 썬다.
2. 소금, 설탕, 식초에 주물러 놓은 다음 헹구지 말고 짜서 준비한다.
3. 고춧가루, 마늘 넣고 고추장 약간 간을 한 다음 마지막으로 물엿을 첨가한다.
4. 통깨 파는 약간만 고명으로 얹는다.
5. 상추를 한 장 깔아서 젓가락으로 살짝 집어서 올려놓는다.
6. 도라지 무침의 제 맛은 새콤달콤한 것이 제 맛이다.

도라지, 오이생채

암을 이기는 보약음식 궁합재료
도라지 200g, 오이 1/2개, 고춧가루, 식초 1과 1/2큰 술, 다진 파, 깨소금 1큰 술, 다진 마늘 1/2큰술, 소금 약간

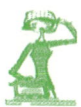

암을 이기는 보약음식 만들기

1. 도라지는 통도라지를 구입해 껍질을 벗기고 알맞은 굵기로 갈라놓는다.
2. 손질한 도라지는 소금을 넣고 바락바락 문지른다.
3. 떫은 맛이 가신 도라지를 물에 헹궈 물기를 꼭 짠다.
4. 오이는 소금으로 문질러 씻은 뒤 길게 반으로 갈라 썬다.
5. ④의 오이는 소금에 살짝 절였다가 물에 헹구어 물기를 짠다.
6. 준비한 양념 재료들을 한데 섞어 양념장을 만든다.
7. 손질한 도라지와 오이를 ④에 넣어 골고루 무친다.

도라지 생채

암을 이기는 보약음식 궁합재료

주재료 : 도라지 200g, 초고추장
부재료 : 다진 파1큰술, 다진 마늘 1작은술, 고추장·식초 2큰술씩, 고춧가루, 설탕 1큰술씩, 깨소금 1/3작은술

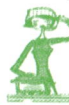

암을 이기는 보약음식 만들기

1. 도라지는 가늘게 찢어서 소금물에 조물조물 주무른다.
2. 초고추장(파 마늘 고추장 고춧가루 설탕 식초 깨) 만든다.
3. 소금에 빨은 도라지를 씻어 꼭 짠다.
4. ③을 양념장을 넣고 버무린다.
5. 완성된 것을 그릇에 담고 깨소금을 위에 뿌려낸다.

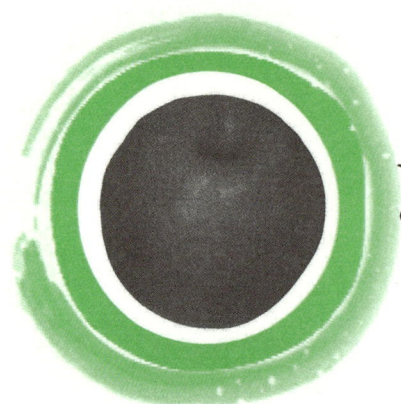

육류 섭취로 발생하는 대장암과 유방암 예방에 효과적이다

배

과거 우리 조상들은 과일 중에서도 식이섬유가 풍부하고 혈압을 낮추는 칼륨이 많은 배를 가을철 과일의 왕으로 꼽았을 정도다. 성질이 달고 서늘한 과일인 배는 과일 중 가장 깨끗하고 담백한 맛을 자랑한다. 사과나 포도 등 다른 과일에 비해 수분함량이 85~88%로 많으며 유기산, 비타민 B와 C, 섬유소 등이 풍부하다.

배에는 주독을 풀어주는 다당류인 아스파라긴산이 많이 들어 있다. 아스파라긴산은 콩나물에도 풍부한 성분이다. 간장의 활동을 촉진시켜 체내의 알코올 성분을 빨리 해독시켜 주독을 일찍 풀고 갈증도 없애 숙취 해소에 효과적이다. 이로인해 '배를 생산하는 마을 사람들은 술이 세다' 는 이야기가 있을 정도다.

과식하거나 특히, 고기를 먹었을 때 후식으로 배를 먹으면 좋다. 배에는 소화를 돕는 인벨타제·옥시다제와 같은 효소가 들어 있어 후식으로 그만이다. 특히, 알칼리성 식품인 배는 산성 식품인 쇠고기·육회·불고기·삼겹살 등 육류와 찰떡궁합이다. 배에 함유된 단백질 분해 효소는 고기의 육질을 부드럽게 해 육회나 불고기를 잴 때 넣는다.

배는 고혈압 예방에도 좋다. 배에 들어 있는 칼륨 성분이 고혈압을 유발하는 체내 잔류 나트륨을 배출시켜서 우리 몸의 혈압을 조절해 준다. 다른 과일에 비해서 칼륨 함량이 높은데 100g당 사과의 두 배에 해당하는 171mg의 칼륨이 들어 있다. 또 펙틴이라는 물에 녹는 수용성 식이섬유소가 100g당 200~600mg 수준으로 매우 풍부하다. 이는 혈압조절 효과와 혈액 중 콜레스테롤 수치를 낮추는 작용을 하는 것으로 알려져 있다.

무엇보다 가장 돋보이는 배의 효능은 기침·가래·천식 등의 기관지 질환 예방과 치료에 많은 도움을 주는 것이다. 이는 기관지염·가래·기침 등을 다스리는 데 효과가 있는 루테올린 성분이 배 1kg당 2~4.5mg 들어 있기 때문이다. 요즘과 같은 환절기에는 감기나 천식으로 고생하는 경우가 종종 있는데 이럴 때, 배즙을 먹으면 도움이 된다.

배의 성분 중 당분이 10~13%인데, 이중 대변을 묽게 해주는 소르비톨 성분이 배 1개에 15~25mg/g이 들어 있다. 유기산은 0.2

%, 비타민 C는 배 100g에 3~6㎎, 무기물로는 마그네슘과 칼륨이 각 75%, 인이 25%가 들어 있다. 유리아미노산은 배 100g 당 150㎎, 식이섬유는 배 100g당 1~2g, 플라보노이드류 중 쿼르세틴은 말린 배 1kg에 20~45㎎이 들어 있다.

배의 85~88%가 수분이기 때문에 다이어트식품으로 매우 좋다. 또한 식이섬유가 많기 때문에 육류 섭취로 바뀐 서양식 식생활로 발병되는 대장암, 유방암을 비롯해 비만관련 암 발생률도 줄여준다. 생배를 섭취해도 항산화 효과가 있다.

그러나 아직까지 배의 어떤 성분이 탄화수소의 대사산물대사와 배설에 영향을 끼치는지는 정확하게 알지 못한다.

그렇지만 불고기를 좋아하는 우리 나라 사람들이 습관적으로 섭취해 온 배는 암 예방에 좋은 것만은 틀림이 없다.

암을 이기는 한국인의 보약음식 만들기

배컵 생채

암을 이기는 보약음식 궁합재료

배 1개, 쇠고기(사태) 200g, 대추 5개, 미나리 10줄기, 대파 1대, 마늘 3쪽, 잣 1작은술, 단촛물 (식초 4큰술, 설탕2큰술, 물 4큰술)

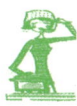

암을 이기는 보약음식 만들기

1. 사태는 핏물을 빼고 통파, 통마늘을 넣고 삶아 건져내 저며 썬다.
2. 배는 반으로 갈라 속을 파내 그릇으로 이용하고 도려낸 속은 얇게 저며 썬다.
3. 대추는 씨를 발라 채 썰고 미나리는 다듬어 2cm 길이로 썬다.
4. 단촛물은 반으로 나누어 그릇에 각각 담고 하나는 고춧가루로 붉은 물을 들인다.
5. 단촛물에 배 썬 것을 반씩 나누어 각각 담가둔다.
6. 배를 각각 건져 대추, 잣, 미나리, 편육과 섞고 두개의 배 그릇에 채워 담아낸다.

배 식혜

암을 이기는 보약음식 궁합재료
엿기름 4컵, 찹쌀 5컵, 물 30컵, 설탕 3컵, 배 4개, 대추, 잣

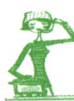

암을 이기는 보약음식 만들기
1. 엿기름 가루를 따듯한 물 8컵에 한 시간 정도 담가 충분히 우려낸 뒤 체에 받쳐 건더기를 짜내고 국물만 받아 앙금을 가라앉혀 둔다.
2. 찹쌀을 물에 담가 푹 불린 뒤 밥을 지어 전기밥통에 담고 엿기름의 맑은 윗물만 부어 50~60도에서 5시간쯤 삭힌다.
3. 밥알이 삭아서 떠오르면 잠시 끓인 후 밥알을 건져 찬물에 헹궈 그릇에 따로 담아둔다.
4. 밥을 건진 식혜 물에 물 7컵을 더 부은 뒤 설탕과 배 저민 것을 넣어 단맛을 맞추어 끓인다.
5. 다 끓여 식힌 식혜물을 그릇에 덜어 내어 밥알, 잣, 대추채와 배를 꽃모양으로 썬 배를 띄워낸다.

배수정과

암을 이기는 보약음식 궁합재료
계피 20g, 생강 50g, 물 10컵, 배 1개, 설탕1, 잣 1큰술

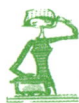

암을 이기는 보약음식 만들기
1. 생강의 껍질을 벗겨서 얇게 저민다. 물을 부어 은근한 불에서 서서히 끓여서 고운 체에 거른다. 계피는 깨끗이 씻어서 찬물을 부어서

끓인다.
2. 작은 배는 길이로 6~8등분하여 껍질을 벗기고 꽃모양으로 떠서 설탕물에 담가둔다.
3. 달인 생강물과 계피물을 섞고 배를 넣고 설탕으로 맛을 맞춘 다음 서서히 끓인다.
4. 배가 충분히 무르게 익히면 그대로 식혀서 차게 하여 화채 그릇에 담고 잣을 서너 알씩 띄워 대접한다.

배숙

암을 이기는 보약음식 궁합재료
배 1개, 생각2쪽, 통후추 1큰술, 설탕 1컵, 잣 약간

암을 이기는 보약음식 만들기
1. 생강은 껍질을 벗겨서 얄팍하게 저민 후 물 4컵을 붓고 끓인다.
2. 배는 큰 것을 8쪽, 작은 것은 6쪽 정도로 나눈 다음 속을 파 낸다. 쪽을 낸 배는 반으로 갈라 삼각형이 되게 한 다음 가장자리를 돌려 깎아 다듬고 연한 설탕물에 담가 둔다.
3. 통후추를 깨끗이 손질하고, 잣도 마른 헝겊으로 닦아 놓는다.
4. 준비된 배의 등쪽에 통후추를 3개씩 나란히 박는다.
5. 생강 삶은 물이 팔팔 끓고 생강의 향이 우러나면 깨끗한 베보자기에 받쳐 한 번 거른 다음 통후추 박은 배와 설탕을 넣어 끓인다.
6. 국물이 끓기 시작하면 뭉근한 불에 배가 투명해질 때까지 끓인다.
7. 완성된 배숙을 차게 식혀서 화채 그릇에 담고 잣을 띄운다.

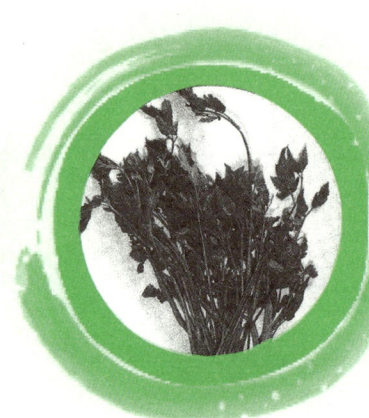

유방암, 대장암, 난소암, 위암, 방광암 등에 항암 효과가 있다.

미나리

날 것이나 소금물에 데쳐서 먹으면 식물성 색소물질이 암세포의 사멸을 유도한다.

일반적으로 독특한 향과 맛이 있는 미나리는 알칼리성 식품으로 피를 청결하게 해 주는데, 비타민 A, C, 칼슘, 철분 등의 무기질이 풍부하다.

또한 머리를 맑게 해주고 대장과 소장의 신진대사를 촉진시켜 준다. 더구나 고열을 내려주고 류머티즘에 효능이 있으며 여러 가지 병증에 효능이 있다. 그리고 혈압을 내려주기 때문에 고혈압 환자들이 즐겨 섭취하는 식품이다. 변비와 독을 제거해주는 작용도 있다.

미나리의 성분은 단백질, 지방, 다른 무기물과 함께 플라보노이드라는 식물성 색소물질인 퀘르세틴과 캠프페롤 등이다.

이중에서 퀘르세틴은 항산화 물질로 세포의 산화를 보호하면서 항염증, 항암에 효능이 있다. 예를 들면 유방암, 대장암, 난소암, 위암, 방광암 등에 항암 효과가 있다.

캠프페롤은 단백질의 인산화를 감소시켜 대장암의 세포증식을 억제해 준다. 예를 들면 대장암, 유방암, 폐암, 전립선암 등의 세포를 사멸해 세포증식을 억제해 주는 역할을 한다.

예로부터 미나리는 달고 독성이 없고 독특한 향기 때문에 다양한 요리에 첨가하는 재료로 애용되었다.

특히 끓는 소금물에 데친 카로티노이드와 플라보노이드의 색소 함량변화를 조사한 결과 퀘르세틴과 캠프페롤이 60% 증가했다고 한다. 그렇기 때문에 미나리를 끓는 소금물에 살짝 데쳐 섭취하는 것이 효능이 더 좋다.

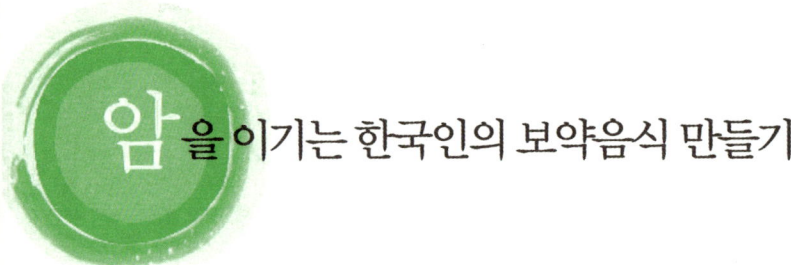

암을 이기는 한국인의 보약음식 만들기

미나리 무침

암을 이기는 보약음식 궁합재료

주재료 : 미나리 300g.
무침장 : 진간장 1큰술, 다진 파 1작은술, 다진 마늘 1작은술, 설탕 1작은술, 깨소금 1작은술, 참기름 1큰술, 소금 약간.

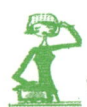

암을 이기는 보약음식 만들기

1. 미나리는 뿌리를 자르고 깨끗이 씻어 물기를 제거한 뒤 끓는 소금물에 넣고 살짝 데쳐 헹군다(끓는 물에 소금을 약간 넣고 넣었다가 바로 건진다).
2. 헹군 미나리는 물기를 꼭 짜고 5cm 정도의 길이로 썰어준다.
3. 볼에 무침장을 미리 섞어둔다.
4. 미나리를 넣고 살살 무친다.

미나리 김치

암을 이기는 보약음식 궁합재료

미나리 5단(1.5kg), 소금 2/3컵, 물 3컵 당근 1/4개(50g), 마늘 2통, 생강 반 톨, 고춧가루 2/3컵, 통깨 3큰술, 실고추 약간, 멸치젓국 1컵

암을 이기는 보약음식 만들기

1. 미나리는 단을 풀지 말고 뿌리를 자른 후 손에 쥐고 칼끝으로 살살 잎을 끊듯이 쳐서 다듬는다.
2. 넉넉히 흐르는 물에 줄기 쪽을 양손으로 모아 잡고 비비면서 말끔히 씻는다. 물 3컵에 소금을 풀어 잘 녹인 후 미나리를 절인다. 지나치게 절이면 줄기가 질겨진다.
3. 당근은 어슷하게 2mm 두께로 썰어 채 썬다.
4. 마늘과 생강은 껍질을 벗겨 절구에 찧는다.
5. 고춧가루는 멸치젓국에 부어 불린다.
6. 실고추는 3cm 길이로 자른다.
7. 미나리를 얼른 씻어 건져 10cm 길이로 자르고 멸치젓국에 불린 고춧가루와 다진 양념, 통깨, 실고추를 넣어 잘 섞는다.
8. 젓국 양념에 미나리와 당근 채를 넣고 가만가만 섞어 단지에 눌러 담는다.

오징어 미나리 초무침

암을 이기는 보약음식 궁합재료

미나리 200g, 오징어 1마리, 고추장 2큰술, 고춧가루 2큰술, 매실엑기스 2큰술, 식초 2큰술, 다진마늘 1/2큰술, 다진파 1큰술, 참기름 1/2큰술, 깨

암을 이기는 보약음식 만들기

1. 오징어는 껍질을 벗기고 세로로 잔 칼집을 넣고 전체 3등분하여, 2cm 간격으로 포를 뜨듯이 썰어서 데쳐낸다.
2. 미나리는 연하게 탄 식초 물에 담가 거머리를 퇴치하고, 잎 부분은 떼어내고 끓는 물에 데친다.
3. 양념장을 만들어 오징어+미나리를 넣고 조물조물 무쳐준다. 홍고추나 풋고추가 있으면 썰어 함께 넣고 무쳐 주면 된다.

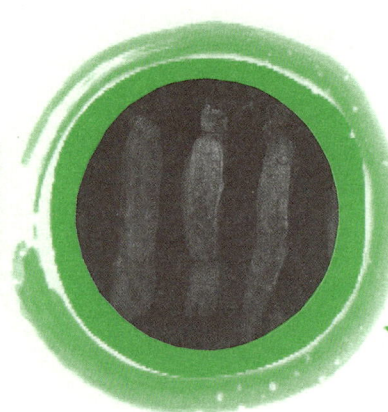

다양한 위장 장애와 위염을 억제해 암을 예방한다.

홍삼

　홍삼은 전분 등의 탄수화물이 60~70%로 많이 들어 있지만, 다른 식물체에서 볼 수 없는 특이성분으로 사포닌(ginsenoside), 폴리아세틸렌(polyacetylene), 항산화성 방향족 화합물, 간장 보호작용을 하는 고미신(gomisin-N-A), 인슐린 유사작용을 하는 산성펩티드 등이 들어있다.

　사포닌(Saponin)은 배당체라 부르는 화합물의 일종으로 물 또는 알코올에 잘 녹으며 지속적으로 거품을 일으키는 용혈작용 혹은 해독작용 등이 있는 화합물의 총칭이다.

　사포닌 성분은 주로 식물에 광범위하게 분포되어 있으나(약 750여종의 식물에 함유), 일부 해양동물인 해삼, 불가사리 등에도 함유되고 있으며, 화학구조를 간단히 정의하면 당부분 'sugar' (glycone)와 비당부분 'non-sugar' (aglycone 또는 genin이라고도 함)으로 구성되어 있는 배당체이다.

특히 사포닌의 비당부분(aglycone)을 sapogenin이라고 부른다. 또한 사포닌은 비당부분(aglycone)의 골격 구조에 따라 담마란(dammarane)계와 올레아난(oleanane)계의 2가지로 크게 분류된다.

통계를 보면 우리 나라 사람들에게 가장 흔하게 발병하는 것이 위암이다. 위암의 발생은 만성 위축성 위염이나 심한 만성위염이 원인이 되어 발병하게 된다.

그렇기 때문에 가장 좋은 예방은 정기검진이나 위장 장애 증세가 있으면 반드시 정밀검사를 받아야 한다.

위염 환자에 대한 임상실험 효과는 좀 더 과학적인 규명과 많은 사람을 대상으로 약효를 실험한 것에 대한 확실한 조사 결과가 나오지 않았기 때문이라 생각된다.

특히 헬리코박터팔로리 감염으로 위염이 발생되었을 때 홍삼을 섭취하면 효과를 볼 수 있다.

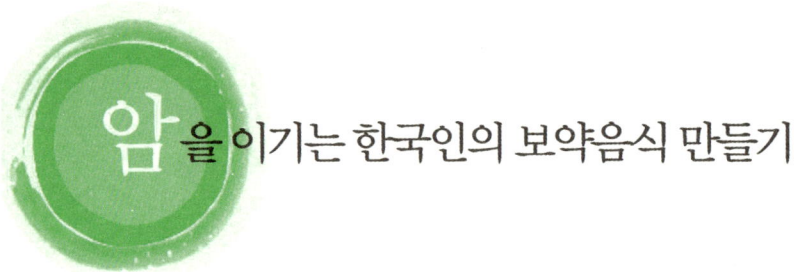
암을 이기는 한국인의 보약음식 만들기

홍삼 절편

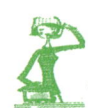 암을 이기는 보약음식 만들기
1. 수삼을 취하여 뇌두와 미삼 등을 제거한다.
2. 몸통만 남은 수삼을 칼로 썰어준다(두께는 대략 3~5mm정도가 적당).
3. 썰은 수삼을 찜통에 삶거나 아니면 끓는 물에 넣어 익힌다(수삼을 찐다면 더 좋다. 인삼의 고유 성분이 외부로 유출이 덜 될 수 있다).
4. 다 익은 인삼을 물과 꿀을 3:1 비율로 섞어 준다. 그 다음 열을 가한다.
5. 어느 정도 졸인 다음 꿀만 넣어 비슷한 시간으로 졸여준다.
   * 졸일 때의 온도가 제일 중요하다. 너무 고온이면 삼이 풀어질 수가 있으니 60~80도가 적당하다.
6. 다 끝낸 다음 꿀을 제외한 인삼을 취하여 건조한다.
   * 건조를 하는 일이 좀 까다롭고 가정에서는 힘든 부분이지만 잘 말려 주어야 한다.

홍삼 집에서 쉽게 달이는 법

암을 이기는 보약음식 궁합재료
차로 마실 때 : 홍삼 100g, 물 1500㎖(찻잔 7~8잔 정도)
약으로 복용할 때 : 홍삼 100g, 물 900㎖(찻잔 4~5잔 정도)

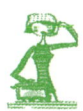
암을 이기는 보약음식 만들기

1. 유리그릇 또는 도자기 용기에 넣고 끓인다. 철 소재나 코팅된 용기는 홍삼을 달이는 동안 화학반응을 일으켜 약효가 떨어지기 때문에 피하는 것이 좋다.
2. 4시간 끓인다. 온도는 95도가 넘지 않도록 약한 불에서 달여야 한다. 온도가 높으면 홍삼의 좋은 성분이 파괴될 수 있으므로 약한 불로 4시간 이상 달여야 하는데, 끓이는 중간 과정에서 잠시 불을 끄는 것도 한 방법이 될 수 있다.
3. 이렇게 4시간 정도 달인 홍삼액은 뚜껑이 있는 유리 용기에 담아내는 것이 좋고 3차까지 달여 먹을 수 있다. 한번 달여낸 홍삼은 잘라서 재탕하면 홍삼 안의 좋은 성분이 충분히 우러나와 더욱 좋다. 이때 약으로는 3회, 차로 마실 때는 5회까지 가능하다.
4. 이렇게 세 번 달인 액은 냉장고에 보관하여 마시면 된다.

홍삼 대추차

암을 이기는 보약음식 궁합재료

홍삼 2뿌리, 영지 우린 물 1컵, 대추 20개, 물 1.5리터

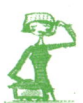
암을 이기는 보약음식 만들기

영지를 우린 물에 재료를 넣고 끓인다.

홍삼말이찜

암을 이기는 보약음식 궁합재료

쇠고기(우둔살), 쇠고기(우둔살)200g(다짐용), 홍삼 3뿌리, 대추 3개, 호두 5개, 은행 3알, 밤 3개, 생강즙, 다진 마늘, 소금, 후추, 참기름, 밀가루, 식용유 약간씩
*파인애플 소스.(재파인애플 통조림 국물 2/3컵, 포도주스 1/3컵, 소금 1작은술, 식초 2큰술, 녹말물 3큰술, 설탕 2큰술, 흰 후추 약간)

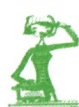

암을 이기는 보약음식 만들기

1. 쇠고기는 얇게 썰어 양념하여 재어 놓는다.
2. ①의 고기에 다진 고기를 넣고 가운데에 홍삼을 넣고 돌돌 말아 실로 촘촘히 묶는다.
3. 프라이팬에 기름을 두른 후 고기를 갈색으로 지진다. 색이 나면 은행, 호두, 대추, 밤 등을 넣고 중불로 불을 낮추어 뚜껑을 덮어 서서히 속까지 익힌다.
4. 소스를 뿌려 다시 한 번 더 끓인 후 불에서 내린다.

홍삼 꿀정과

암을 이기는 보약음식 궁합재료

홍삼 100g, 매실 농축액 100g, 꿀 1큰술

암을 이기는 보약음식 만들기

1. 홍삼을 우묵한 팬에 넣고 물을 조금 넣어서 약한 불에서 한소끔 끓인다.
2. 홍삼이 물컹해지면 매실과 꿀 1큰술을 넣고 물기가 없어질 때까지 조린다.

홍삼 곶감말이

암을 이기는 보약음식 궁합재료

*홍삼 곶감말이-홍삼 5뿌리, 곶감 5개, 잣가루 5큰술
*홍삼 약편-멥쌀가루 5컵, 소금 1/2큰술, 설탕 홍삼가루 1큰술, (막걸리 1/4컵, 홍삼 우린 물의 양은-떡의 수분을 조절)

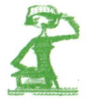

암을 이기는 보약음식 만들기

1. 홍삼을 물에 끓이다가 물러지면 물은 떡을 할 때 사용하고 홍삼은 면포로 물기를 제거한다.
2. 곶감은 2등분하여 속의 씨를 제거하고 잣가루를 뿌린 다음 홍삼을 넣고 돌돌 말아 먹기 좋은 크기로 자른다.

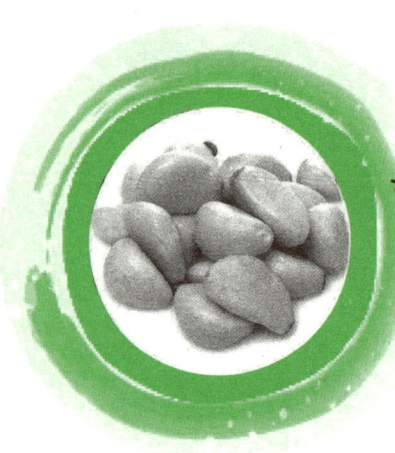

항암작용이 있는 48개 식품 중 마늘이 1위

마늘

   마늘을 생으로 다지거나 장아찌로 섭취해도 효능을 볼 수 있다.

   마늘은 기능성 식품으로 건강을 유지하는데 있어서 최고의 선물이다. 최근 미국 타임지가 선정한 10가지 건강식품 중에 하나로 포함되었고, 미국 국립암연구소가 발표한 항암작용이 있는 48개 식품 중에 마늘이 1위를 차지했다.

   특히 마늘은 심장마비와 뇌졸중을 예방하는데 효능이 있다. 즉 콜레스테롤 합성효소를 억제하고 콜레스테롤 수치를 낮춰주며 피를 맑게 해주는 역할을 한다.

   마늘을 포함한 부추, 양파, 파 등을 많이 섭취하면 위암 발생률이 줄어들고, 마늘을 많이 섭취하는 사람들에겐 대장암 발생률이 적다. 또한 발암물질의 대사를 막아주고 해독하는 효소가 많아 독성을 줄이며 DNA의 손상까지 예방해 준다. 더구나 암세포 증식을 억제하고 면역작용을 증가시키며 항산화작용으로 항암작용까지 갖추고 있다.

마늘의 성분 중 알리신은 항균작용이 있기 때문에 박테리아와 곰팡이의 증식을 억제한다. 그래서 1,2차 세계대전 당시 항생제로 널리 사용되었다.

또한 면역작용을 증가시켜 병원균의 침입을 막아 알레르기 작용을 완화하기 때문에 건강식품으로 으뜸이다. 즉 면역세포 중 B림프세포를 증가시켜 항체를 많이 생산하고 T림프세포와 대식세포를 늘려 세균이나 암세포를 죽이는 것이다. 다시 말해 자연적인 살인 세포를 증가시켜 암세포를 죽이기 때문에 에이즈 환자에게도 효과가 있다.

예로부터 마늘을 많이 섭취하면 장수를 누릴 수 있고 스트레스 해소와 함께 기억력을 회복시켜 치매 발병을 줄이는 효과가 있다고 했다. 최근엔 마늘을 많이 섭취하면 정력강화에 효과가 있다는 보고서까지 나왔다. 이것은 남성 호르몬을 증가시키고 정자 수를 늘이는 효과가 있기 때문이다.

마늘을 영양가 있게 섭취하려면 껍질을 벗기고 효소가 활성화되어 알리신과 설파이드가 생성되는 10분 후가 가장 적당하다.

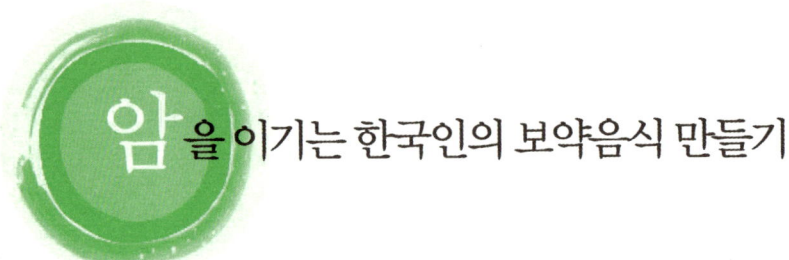
암을 이기는 한국인의 보약음식 만들기

마늘전

암을 이기는 보약음식 궁합재료
- 주재료 – 마늘 20쪽
- 데치기 – 물 2컵, 소금 1/2작은술
- 부재료 – 파슬리 약간, 콩기름 적당량, 달걀 2개, 밀가루 적당량

재료 손질
1. 마늘을 소금물(물 2컵에 소금 1/2작은술)에 살짝 데친다. (투명해지는 정도)
2. 데친 마늘을 반으로 잘라 꼬치에 꿴다.
* 마늘을 데쳐 아린 맛을 제거하세요!

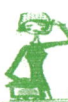 ### 암을 이기는 보약음식 만들기

1. 마늘 꼬치에 푼 달걀과 밀가루를 바른 후에 콩기름을 두르고 노릇하게 지진다.
2. 지질 때 파슬리 가루를 뿌린다.
3. 고추장과 곁들여 낸다.
   * 달걀에는 소금 간을 하지 않는다. 소금 간을 하면 달걀옷이 잘 붙지 않기 때문이다.

마늘 꿀탕

암을 이기는 보약음식 궁합재료
마늘 20쪽, 꿀 8큰술

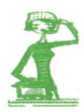
암을 이기는 보약음식 만들기

1. 마늘은 껍질을 벗기고 씻어 물기를 뺀다.
2. 찜통에 마늘을 30분 찐 후 방망이로 곱게 으깬다.
3. 으깬 마늘에 꿀을 넣고 약불에서 10분 동안 끓인다.
4. 병에 담아 놓고 숟가락으로 떠 먹거나 뜨거운 물에 타서 마신다.

마늘 장아찌

암을 이기는 보약음식 궁합재료
마늘은 알이 단단하고 고른 6쪽 마늘을 택한다. 겉껍질을 벗긴다.

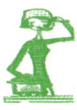
암을 이기는 보약음식 만들기

1. 겉껍질을 벗긴 쪽 마늘의 뿌리와 대공부분을 자른다.
2. 마늘을 깨끗이 씻어 소쿠리에 건져 놓는다.
3. 항아리에 마늘을 차곡차곡 담는다.
4. 식초 4컵 정도에 마늘이 잠길 정도의 물을 부어 희석시킨 후, 마늘이 푹 잠길 정도로 부어 4~5일 정도 시원한 곳에 보관하여 삭혀 마늘의 매운 맛을 없앤다.
5. 4~5일 정도 지난 뒤에 식초를 따라 내어서 물기를 뺀다. 분량의 진간장에 설탕, 식초를 넣고 팔팔 끓으면 바로 식혀 절임 간장을 만든다.

6. 물기를 뺀 삭힌 마늘을 항아리나 병에 차곡차곡 담고 식힌 절임 간장을 푹 잠길 정도로 붓고 뚜껑을 닫아 밀봉을 시켜서 시원한 장소에 10일 정도 보관한다.
7. 10일 정도 지난 후 간장을 따라 내어 끓인다. 간장이 끓으면 식혀서 단지에 다시 붓는다. 이런 과정을 3~4회 반복하여 한 달 정도 지나면 먹을 수 있다.
8. 잘 삭은 마늘장아찌를 조금씩 꺼내 가로로 반 잘라 그릇에 담고, 절임 간장을 자작하게 부어 낸다.

초마늘

암을 이기는 보약음식 만들기

1. 마늘의 껍질을 깐다.
2. 주둥이가 넓은 유리병에 마늘을 넣고 마늘이 잠기도록 식초를 붓는다.
3. 유리병을 꼭 닫아 냉장고에 열흘 정도 보관한다.
4. 매운 맛이 배어나온 유리병의 식초를 버리고 다시 새 식초로 부어 넣는다.
5. 식사 때마다 1~2쪽씩 먹는다.

마늘 햄 야채볶음

암을 이기는 보약음식 궁합재료

스팸 150g 양파 4/1개, 데친 브로콜리40g, 풋고추, 붉은 고추 1개씩, 소금, 후춧가루, 참기름 약간
마늘 콩기름 재료 : 콩기름 2큰술, 채 썬 마늘 3쪽 분량 부순 통후추 1작은술, 다진 양파 2큰술, 소금, 후춧가루 약간

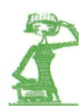
암을 이기는 보약음식 만들기

1. 재료를 섞어 마늘 콩기름을 만든 뒤 하루 이상 둔다.
2. 스팸은 2x2cm, 크기 0.5cm 두께로 썬다.
3. 양파는 2cm크기로 네모지게 썰고 브로콜리는 스팸과 비슷한 크기로 저민다.
4. 풋고추와 붉은 고추는 반으로 갈라 씨를 털고 송송 썬다.
5. 팬에 마늘 콩기름을 두르고 스팸과 양파를 넣고 볶은 뒤 청주를 뿌린다.
6. 5번에 풋고추, 붉은 고추, 브로콜리 순으로 넣고 조금씩 볶은 뒤 소금, 후춧가루로 간하고 참기름을 약간 두른다.

구운 새우마늘 볶음면

암을 이기는 보약음식 궁합재료

새우(중하) 4마리, 우동국수 200g, 양파 2/1개, 다진 마늘 2큰술, 다진 생강 3/1 작은술, 굴소스 1큰술, 후추 약간, 백포도주 1큰술
마늘소스 : 다진마늘 2큰술, 청주 2/1컵, 닭육수 1컵
곁들임 채소 : 비트 50g, 무순 10g, 깻잎 5장, 당근 50g

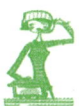
암을 이기는 보약음식 만들기

1. '새우는 소금물에 흔들어 씻은 후 등의 내장을 제거하고 수염을 손질하여 놓는다.
2. 양파는 가늘게 채 썰어 놓고 비트와 깻잎 당근도 가늘게 채 썰어 찬물에 담가 싱싱하게 준비한다.
3. 마늘소스를 만든다. 팬에 기름을 두르고 다진 마늘을 넣어 볶다가 닭육수와 청주를 넣어 중불에 끓여서 소스를 만든다.

4. 우동국수는 뜨거운 물에 데쳐둔다.
5. 팬에 버터를 두르고 새우를 굽는다. 굽는 도중에 백포도주를 뿌려 익힌다.
6. 팬에 버터를 두르고 다진 마늘과, 생강, 양파를 넣어 볶다가 데친 국수를 넣어 볶는다.
7. 접시에 볶은 우동국수를 담고 구운 새우를 곁에 담는다. 싱싱하게 준비한 채소는 물기를 걷어 볶음국수 위에 얹어 장식한다.

마늘장어요리

암을 이기는 보약음식 궁합재료

장어 1마리, 마늘 7쪽, 통깨, 송송 썬 실파 약간씩, 생강 초절임 적당량
구이양념 재료 : 간장, 설탕, 청주 1큰술, 고추장 2큰술, 고운 고추가루 1작은술, 생강즙 2/1큰술

암을 이기는 보약음식 만들기

1. 마늘은 뿌리 부분을 잘라내고 반대 방향으로 얇고 둥글게 저민다.
2. 적당량의 재료를 고루 저어가며 섞어구이 양념을 만든다.
3. 장어는 손질한 것으로 준비하여 6cm 길이로 자른 뒤 1cm 폭으로 칼집을 넣고 칼끝으로 지근지근 두들겨 구이 양념을 반만 발라둔다.
4. 호일을 깐 석쇠를 불에 올려 장어를 놓고 다시 구이 양념을 골고루 발라서 저민 마늘을 뿌려 굽는다.

※ 장어는 핏물을 빼고 누린내를 없앤 후 양념장을 바르고 마늘을 얹어 석쇠에 구워먹으면 입 안에서 살살 녹는다.

마늘 시금치 샐러드

암을 이기는 보약음식 궁합재료

시금치 150g, 양송이 70g, 호두 50g, 방울토마토 150g
소스재료 : 올리브오일 2큰술, 레몬즙(식초) 1큰술, 다진 마늘 1큰술, 소금 1작은술, 후추 약간

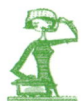

암을 이기는 보약음식 만들기

1. 시금치는 적당한 줄기만 두고 자른 후 씻어서 물기를 잘 뺀다.
2. 양송이와 방울토마토는 모양대로 얇게 저며 썬다.
3. 호두는 분량의 절반을 그대로 두고 남은 절반 분량을 곱게 으깬다.
4. 팬에 식용유나 올리브유를 붓고 센 불로 기름이 달구어지면 호두를 넣어 재빨리 저으면서 호두 기름을 만든다.
5. 식힌 호두 기름에 레몬즙, 다진 마늘을 잘 섞은 다음 소금, 후추로 간을 한다.
6. 채소와 소스를 따로 내어서 먹기 직전에 버무린다.

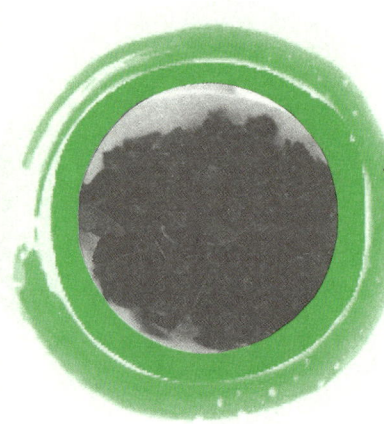

녹차의 성분인 카테킨이 각종 암의 억제와 고혈압에 효과가 있다

녹차

1976년 마이클 스폰이 최초로 학회를 통해 '암예방' 이란 논문을 발표하면서 사람들이 암예방에 대한 관심을 갖게 된 것이다.

이에 따라 지금까지 녹차를 비롯한 다양한 식품들을 대상으로 암예방 효과에 관한 연구가 진행되고 있다.

녹차잎에 대량으로 들어 있는 카테킨은 폴리페놀의 하나인데, 이것은 유전독성과 돌연변이 예방, 암의 촉진 과정과 연관된 종양인자의 활성화 감소, 간 해독, 활성산소 제거, 항산화작용 등의 역할을 한다.

특히 카테킨 중 하나인 EGCG성분은 폐암, 간암, 위암, 대장암, 유방암, 식도암 등의 암 발생과 진행을 억제해 준다는 보고서도 있다.

또한 녹차는 공업화의 발달로 축적되는 중금속과 암과 연관이 있는 환경변이원성 중금속인 카드뮴까지 체외로 배출시켜 준다.
 이밖에 고혈압, 당뇨, 비만 등 각종 성인병을 예방해 주는 건강식품인 것이다.

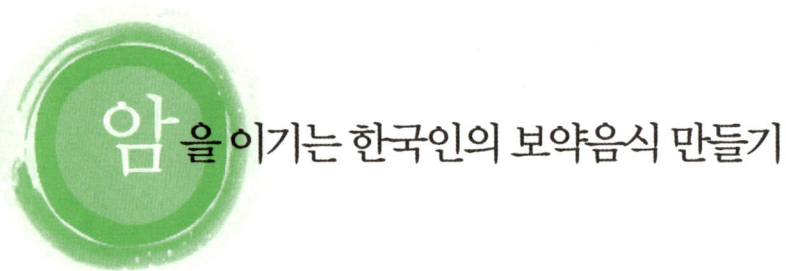
암을 이기는 한국인의 보약음식 만들기

연근 말차 찹쌀찜

암을 이기는 보약음식 궁합재료
연근, 찹쌀, 말차 (녹차 가루), 소금

암을 이기는 보약음식 만들기
1. 껍질을 벗긴 연근을 적당한 크기로 자른다.
연근을 꽃 모양으로 다듬으면 보기 좋다(겉에 칼집을 낸다).
2. 물에 불린 찹쌀을 말차 가루와 섞는다.
3. 연근의 구멍에 말차와 섞은 찹쌀을 넣는다.
4. 찜통에 찐다.
5. 연근이 식으면 먹기 좋은 크기로 잘라 그릇에 담는다.

고구마 경단

암을 이기는 보약음식 궁합재료
고구마, 꿀, 말차 (녹차가루)

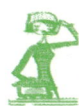 암을 이기는 보약음식 만들기

1. 고구마를 찐다, 밤고구마를 사용한다.
2. 찐 고구마 껍질을 벗긴다, 고구마 껍질은 뜨거울 때 벗겨야 잘 벗겨진다.
3. 고구마를 체에 한번 거른다. 고구마를 체에 내려야 끈기가 덜 생겨 반죽하기에 좋다.
4. 고구마에 가루녹차를 넣고 반죽해서 모양을 내어 빚는다.
   이쑤시개로 위를 한번 눌러 꽃 모양을 만들거나 다식판을 이용하여 모양을 만들어도 된다.

녹차죽

암을 이기는 보약음식 궁합재료

우유 1컵, 찹쌀가루 1/2컵, 물 1컵, 가루차 1티스푼, 소금이나 꿀 약간

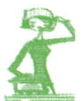 암을 이기는 보약음식 만들기

1. 찹쌀은 4시간 정도 물에 불렸다가 건져서 그늘에 말린 후 가루로 빻아 놓는다.
2. 바닥이 두꺼운 냄비에 쌀가루를 살짝 볶는다. 고소한 맛을 내기 위해서 가루를 볶지 않고 끓여도 된다.
3. 냄비에 쌀가루를 넣고 준비한 물을 붓고 저어가며 은근한 불에 끓인다.
4. 쌀가루가 퍼졌다 싶으면 우유와 차가루를 넣고 혼합이 되게 고루 저어준다.
5. 불을 끈 다음 뚜껑을 닫고 뜸이 들도록 둔다.
6. 소금 간을 한다.
7. 단 것을 좋아하는 어린이들은 꿀을 타 주면 좋다.

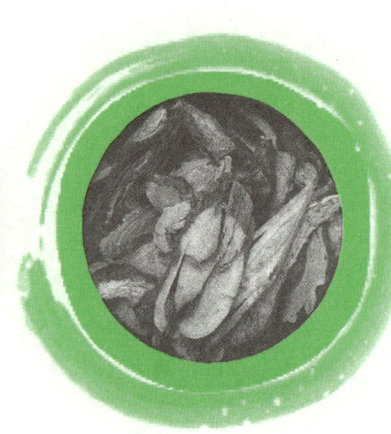

날 것보다 가공식품으로 섭취하면 전립선암, 유방암 예방에 좋다
감초

　날 것보다 가공식품으로 섭취하면 전립선암과 유방암 예방에 좋다.

　예로부터 감초는 한약 처방에서 모든 약재의 독성을 제거해 주는 것으로 사용되고 있다. 감초는 글리시리직산, 글리시리헤티민산, 리쿼리틴, 이솔리쿼리틴 등 정류된 성분으로 사용되고 있다. 또한 땀띠나 여드름에도 효과가 좋고 염증을 진정시키는 소염작용까지 한다.

　감초가 지닌 노란색은 플라보노이드라는 성분으로 전립선암과 유방암 예방에 효과가 있는데, 이 성분은 일부 과일이나 야채에도 함유되어 있지만 감초와는 달리 약효가 없다.

　감초는 물을 끓여서 우려 낸것 보다 에탄올, 헥산, 클로로포름, 메탄올, 에틸아세테이트 등을 이용해서 나온 추출물이 유방암 예방에 훨씬 효능이 있다.

감초에서 암을 억제하는 성분은 거의가 플라보노이드지만 비플라보노이드계인 칼콘 성분 역시 항암효과에 뛰어나다. 이 칼콘은 벤잘아세토페논의 황색 색소군으로 열을 가해도 손상이 없기 때문에 발암촉진물질을 손상시켜 암세포증식을 억제시켜준다.

에탄올 추출물 칼콘은 여성호르몬 에스트로젠과 유사하기 때문에 유방암 세포만을 골라 사멸시키고, 갱년기 여성 질환의 예방과 치료에 대한 호르몬 대체요법에도 사용된다.

그렇지만 건강에 좋다고 지나치게 섭취하면 오히려 역효과가 있다. 그 이유는 감초를 과다 섭취하면 부작용이 있다는 보고가 있기 때문이다.

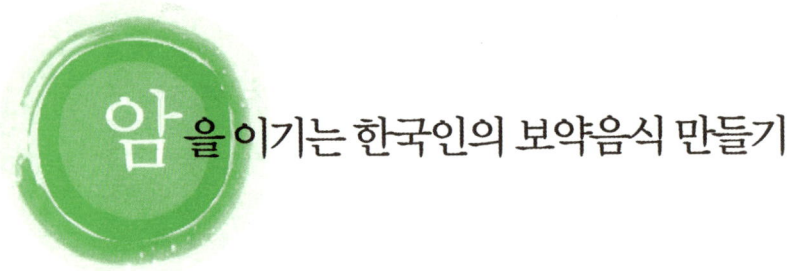
암을 이기는 한국인의 보약음식 만들기

감초차

암을 이기는 보약음식 궁합재료
감초 뿌리 100g, 물 6컵, 볶은 현미, 검정콩, 꿀

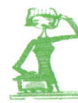 **암을 이기는 보약음식 만들기**

1. 감초 뿌리를 깨끗이 씻은 후 그늘에서 말린 뒤, 바람이 잘 통하는 곳에 보관한다.
2. 말린 감초 100g을 깨끗이 씻어 물기를 제거한다.
3. 주전자에 물기를 제거한 감초와 물 6컵을 넣고 끓인다. 이때 각자의 취향에 맞게 검은콩이나 볶은 현미를 넣고 끓여도 좋다.
4. 물이 끓고나면 불을 줄여 약한 불로 2시간 이상 달여준다.
5. 달여진 감초 건더기를 걸러 낸 후 마시면 된다.

감초 건강탕

암을 이기는 보약음식 궁합재료
생강 10(포)g, 감초 6g

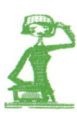 **암을 이기는 보약음식 만들기**
물로 달여서 복용한다.

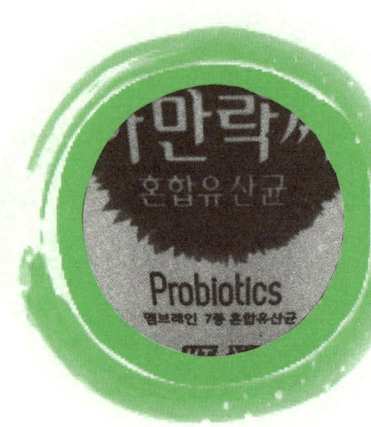

대장암 예방과 성인병에도 효능이 높다
유산균

우리 나라 암 사망 원인 가운데 대장암이 10.6%를 차지하는데, 이것은 식생활 문화의 서구화로 육류의 섭취가 많기 때문이다. 이에 따라 식단문화가 과거로 돌아오지 않으면 대장암으로 사망하는 인구가 점점 늘어날 것으로 내다보고 있다.

1858년 프랑스 사람 루이 파스퇴르에 의해 유산균이 처음 발견되었다. 우리 나라의 대표적인 유산균 발효식품은 김치인데, 김치를 많이 섭취하면 종양생성이 억제된다는 보고서까지 나왔다.

사람의 장내 세균과 대장암과의 상관관계를 연구한 결과 대장 내에서 유산을 생성하는 락토바실러스균이 많으면 많을수록 대장암 발생률이 낮다고 한다.

대장 내에 존재하고 있는 유산균의 수를 증가시키기 위해서는 유산균을 직접 섭취하거나 김치나 유산균이 포함된 식품을 섭취하면 해결된다. 이렇게 되면 대장 속 분변 중에 암을 유발시키는 베타-글루쿠로니데이즈의 활성을 낮추어 대장암이 예방된다.

이밖에 유산균은 면역기능의 증강과 장내 콜레스테롤의 흡수를 억제해 심혈관 질환을 예방해 준다.

유산균을 먹는 방법

살아 있는 유산균이 좋다

요구르트는 우유 등의 유제품에 유산균을 넣은 뒤 적절한 온도로 배양해 발효시킨 것이다. 요구르트는 유산균에 의한 발효 과정에서 유산을 내면서 맛이 시어지는 것이 특징이다.

요구르트의 가장 큰 효과는 정장작용인데 요구르트를 먹으면 요구르트에 들어 있는 유산 등 생리적 물질들이 장의 연동운동을 촉진시켜 장운동을 활발히 함으로써 변비 증상을 개선시키며, 또한 우유나 병원성 세균에 의한 설사를 예방한다.

특정 유산균에 따라 효능에 조금씩 차이가 있는데 알레르기 감소, 충치억제, 면역증강 등 다양한 효과를 얻을 수 있다.

식후에 꾸준히 먹는 것이 좋다

예전에는 요구르트를 식전에 먹으면 위산이 유산균을 죽인다고 해서 피했으나 최근에는 위산에 강한 유산균을 쓰기 때문에 사실 먹는 시간은 큰 관계가 없다. 요구르트는 먹는 시간이나 양보다는 매일 꾸준히 먹는 것이 가장 중요하다. 사람마다 차이는 있지만 먹는 양은 보통 하루에 한 병 정도면 효과를 볼 수 있다고 한다.

또 아침식사 대용으로 먹을 경우에는 시리얼이나 빵 등과 같이 섭취하는 것이 영양적으로도 아주 좋다.

마시는 드링크에 배양액 성분 많다

요구르트는 유성분 함량에 따라 발효유와 농후발효유로 나뉘며, 음용 형태에 따라 액상발효유, 떠먹는 호상발효유, 마시는 드링크 발효유로 나뉜다.

굳이 따지자면 식이섬유나 올리고당 등 여러 가지 기능성 성분도 첨가되어 있는 드링크 제품이 가장 크게 효과를 볼 수 있다. 또한 판매하는 회사마다 조금씩 다른 유산균을 사용하므로 이왕이면 효능이 과학적으로 입증된 유산균을 사용한 것이 더 믿음직스럽다.

과일과 함께 먹으면 더 효과적이다

요구르트는 가열하지 않으면 요리에 활용해도 영양이 파괴되지 않는다. 샐러드나 시리얼을 먹을 때 곁들이면 훌륭한 한 끼 식사로 대신할 수 있다.

보통 외국에서는 플레인 요구르트에 과일이나 시리얼 등을 넣어 아침식사에 곁들여 먹는 경우도 많다.

또한 요구르트를 얼려 아이스크림처럼 만든 제품도 유산균이 살아 있으므로 효과가 있으며, 단순히 유산균을 첨가해 만든 제품보다는 직접 배양해서 얼린 제품이 더 효과적이다.

집에서 요구르트를 만들 경우에는 최대한 위생적으로 만들어야 한다. 기호에 따라 과일을 넣으면 맛은 물론 영양도 상승 작용을 한다.

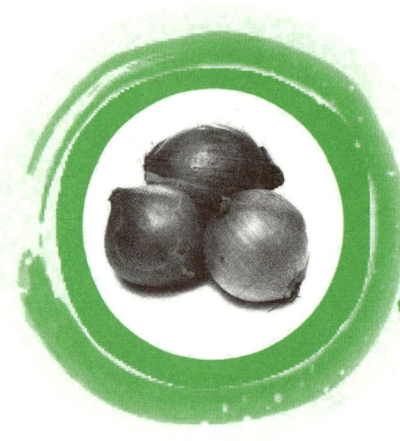

껍질 부분을 섭취하면 위암, 전립선암, 유방암 발생을 억제해 준다

양파

양파의 성분에는 알킬시스테인설폭사이드 계열의 화합물질이 있다. 이것은 알리나제 효소가 물리적인 힘을 발휘해 강한 양을 지닌 메틸시스테인설폭사이드, 에틸시스테인설폭사이드, 프로필시스테인설폭사이드 등으로 전환된다.

양파에 함유된 주요 생리활성 물질은 유기황화합 물질과 플라보노이드화합 물질이 있다. 껍질에는 쿼세틴이라는 노란색 계열의 플라보노이드를 다량으로 함유하고 있다. 즉 샐러드 재료인 자주색 양파에는 플라보노이드 중 안토시아닌이 많이 들어 있다. 이에 따라 양파를 많이 섭취하면 위암, 전립선암, 유방암 등을 예방해 감소시킨다.

유기황화합 물질은 발암 물질의 무독화를 촉진하는 효소의 활성을 높여주기 때문에 DNA변이 과정을 차단해 준다. 또한 암세포 유전자의 발현을 조절해 주고 비정상적인 세포의 고사를 유도

하며, 세포분열 주기를 정상적으로 회복시켜 주는 유전자를 조절해 준다.

양파의 대표적인 성분은 플라보노이드로 알려진 퀘세틴인데, 이 물질은 우수한 항산화력을 가지고 있어 세포의 산화 손상을 억제해 준다.

체내에서 생성된 반응성 산소종들은 세포의 돌연변이를 일으키고 세포의 정상적인 기능을 방해하기 때문에 암조직이 생성된다. 이때 퀘세틴과 같은 항산화 물질들이 산소종의 생성을 억제해 암화과정을 차단해 주는 것이다.

그렇지만 항산화 물질을 과다 섭취하면 스스로 반응성 산소종으로 전환되기 때문에 유의해야 한다.

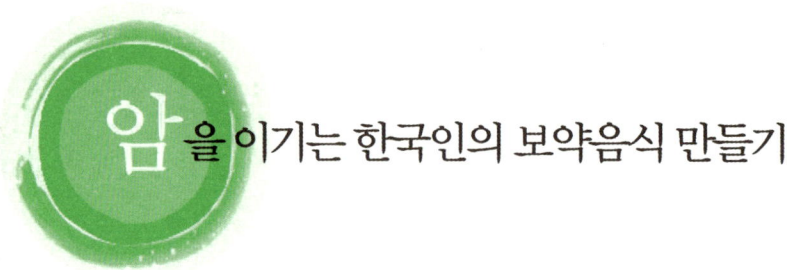을 이기는 한국인의 보약음식 만들기

양파 와사비 간장절임

암을 이기는 보약음식 궁합재료
양파, 와사비, 진간장, 국간장, 물

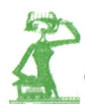 암을 이기는 보약음식 만들기

1. 양파는 다듬은 후 1/2로 자른다. 그리고 한쪽 방향으로 길게 썬다. (보통 양파의 경우 1/2 정도로 두 끼에서 세끼 정도 먹는다.)
2. 진간장 3 : 국간장 1 : 물 0.5 정도의 비율로 간장 그릇에 양파가 살짝 올라올 정도로 맞춘다. 다음엔 와사비를 기호에 맞게 넣고 간장을 섞는다. 그리고 양파를 얹고 간장을 몇 번 끼얹어 준 후 먹는다.

버섯 양파볶음

암을 이기는 보약음식 궁합재료
양파, 표고버섯, 팽이버섯, 당근, 진간장, 물

암을 이기는 보약음식 만들기

1. 표고버섯을 물에 불린다.
2. 팽이버섯은 뿌리 부분을 약간 다듬고 씻어만 둔다.
3. 물에 불린 표고버섯은 볶기 좋게 알맞은 크기로 자른다.
4. 팽이버섯은 대여섯 개씩 떼어둔다.
5. 양파는 다듬은 후 집어먹기 좋게 약간 크게(중국집에서 나오는 양파 정도 크기로) 2/3 정도 준비하고, 잘게 썰어서 1/3 정도 준비한다.
6. 당근은 깍둑썰기로 작게 잘라준다.
7. 냄비에 물 5숟가락 정도 넣고, 맨 먼저 당근과 약간 크게 썬 양파를 볶는다.
8. 센 불로 3분 정도 볶다가 표고버섯과 잘게 썬 양파를 넣는다.
9. 다시 센 불로 3분 정도 볶다가 마지막으로 팽이버섯을 넣는다. 그리고 물이 너무 없어 타겠다 싶을 때 진간장 두 숟가락과 물 세 숟가락을 골고루 뿌려준다.
10. 마지막으로 중간 불에 다 익을 만큼 볶은 후 먹는다.
11. 기호에 따라 후추나 고춧가루 넣어서 먹어도 좋다.

양파구이

암을 이기는 보약음식 궁합재료

양파, 후추, 소금, 물

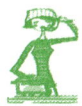

암을 이기는 보약음식 만들기

1. 양파를 씻은 후 반으로 자른다.
2. 큼직하고 두껍게 썰되 원형 모양이 흐트러지지 않게 썬다.
3. 넓은 면이 밑으로 가게 프라이팬에 올린다.

4. 센불에 익히기보다는 중간불로 서서히 익히는 게 좋다.
5. 중간 중간에 타지 않게 물을 뿌려준다.
6. 뒤집어가면서 노릇노릇하게 익을 때까지 굽는다. 약간 태워서 먹으면 풍미가 뛰어나다. 그리고 간에 맞게 후추와 소금을 넣는다.

양파 양송이 탕수

암을 이기는 보약음식 궁합재료

양파 1개, 양송이 5개, 당근 ½개, 피망 ½개, 식용유 2큰술, 탕수소스(물 ½컵, 녹말물 3큰술, 토마토케첩 3큰술, 다진 마늘·설탕 1작은술, 소금 약간)

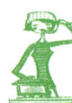

암을 이기는 보약음식 만들기

1. 양파를 잘 손질해 한입 크기로 네모지게 썰고 양송이는 껍질을 벗겨 반으로 자른다.
2. 당근은 얄팍하게 저며 꽃모양틀로 찍어내고, 피망은 세모나게 자른다.
3. 달군 팬에 식용유를 두르고 양파와 양송이, 당근, 피망을 넣어 달달 볶은 다음 접시에 담는다.
4. ③의 팬에 물을 붓고 한소끔 끓이다가 녹말물과 나머지 소스 재료를 넣어 보글보글 끓인다.
5. ③에 탕수소스를 듬뿍 끼얹어 낸다.

양파수프

암을 이기는 보약음식 궁합재료
양파 2개, 바게트 빵 2쪽, 모차렐라 치즈 80g, 물 3컵, 치킨스톡 ½개, 실파 ½대, 소금·후추 약간, 버터 2큰술

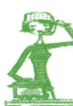
암을 이기는 보약음식 만들기

1. 양파를 손질해 굵게 채 썰어 버터를 두른 팬에 넣고 갈색이 나도록 볶는다.
2. 냄비에 물을 담고 치킨스톡을 넣고 끓여 육수를 만든다. 치킨스톡은 수입식품 코너에서 살 수 있으며, 각설탕 만한 크기로 낱개 포장되어 있다.
3. ②의 육수에 볶은 양파를 넣어 끓이다가 소금과 후추로 간한 뒤 그릇에 담는다.
4. 양파수프 위에 바게트 빵을 올리고 모차렐라 치즈를 넓적하게 잘라 얹은 뒤, 전자레인지에서 '강'으로 1분 정도 익히거나 오븐 토스터에 넣고 치즈가 녹을 정도만큼 구워 낸다.

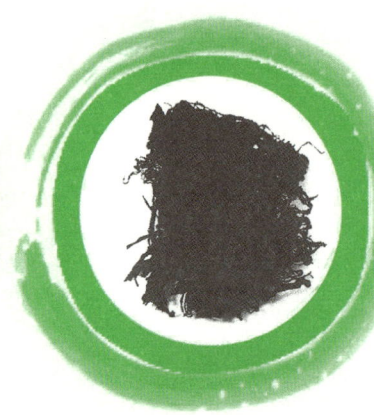

풍부한 섬유질로 발암물질을 체외로 배출시켜 암을 억제해 준다
미역

해조류 미역에는 무기질, 비타민, 섬유질 등이 다량으로 들어 있는 알칼리성 식품이며 다당류도 다량으로 함유되어 있다.

다양한 생리활성 작용이 있는 미역의 다당류는 20~30%가 알긴산 형태로 존재하고 있으며 황산성이 함유된 산성 퓨코이딘도 다량 들어있다.

체내의 노폐물인 대변에는 암을 유발하는 물질이 들어있기 때문에 변을 참으면 참을수록 건강에 좋지 않다.

이에 따라 미역에 다량으로 들어 있는 섬유질은 체내의 발암물질을 흡착하여 체외로 빠르게 배출하는 효능을 가지고 있다.

미역에서 추출되는 퓨코이딘은 체내의 면역력을 높여 다양한 종양세포의 성장을 억제하는 것으로 알려져 있다.

또한 미역귀에서 추출한 물질이 암세포 억제 효과와 혈액 암

바이러스 증식을 억제시킨다는 보고가 있기도 하다.

  더구나 다량으로 들어 있는 베타카로틴은 암발생의 원인인 활성산소를 제거해 세포의 손상을 차단하여 암세포 증식을 억제해 준다.

암을 이기는 한국인의 보약음식 만들기

미역 냉국

암을 이기는 보약음식 궁합재료

마른 미역 불린 것 2컵, 오이 1개, 다진 마늘 2작은술, 간장 1큰술, 고춧가루 2작은술, 참기름 1작은술, 깨소금 1작은술, 다시마 20cm, 물 4컵, 간장 2큰술, 설탕 2큰술, 식초 4큰술, 얼음

암을 이기는 보약음식 만들기

1. 마른 미역은 물에 넣어 30분 정도 불린 다음 살짝 데쳐 짧게 썰어 놓고 오이는 씻어 길이로 반 갈라 어슷어슷하게 썬다.
2. 다시마는 깨끗이 닦아 적당량의 물을 붓고 팔팔 국물이 우러나면 건져내 식힌 다음 간장, 식초, 설탕으로 간을 맞추어 차게 둔다.
3. 썬 미역은 간장, 마늘, 고춧가루, 깨소금, 참기름을 넣어 무친다.
4. ③을 그릇에 담고 어슷 썬 오이를 얹은 뒤 차게 식혀 둔 국물을 붓고 얼음을 띄워 낸다.

미역 홍합국

암을 이기는 보약음식 궁합재료

불린 미역 1컵, 홍합 100g, 마늘 2쪽, 물 4컵, 국시장국 4큰술, 참기름

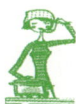

암을 이기는 보약음식 만들기

1. 불린 미역은 깨끗이 씻은 후 먹기 좋게 썬다.
2. 홍합은 지저분한 수염을 떼어내고 연한 소금물에 씻어 건진다.
3. 냄비에 참기름을 두르고 ①의 미역을 넣어 한소끔 볶은 후 적당량의 물을 넣는다.
4. ③이 끓으면 홍합을 넣고 거품을 걷어 낸 후 국시장국 4큰술을 넣는다.
5. ④에 마늘을 다져 넣고 부족한 간은 소금으로 맞춘다.

콩나물미역냉채

암을 이기는 보약음식 궁합재료

콩나물 150g, 마른 미역 30g, 당근 ½개, 무순 1팩, 소금 약간, 들깨 소스 적당량
무침장 : 간장·설탕 1큰술씩, 탄산수 2큰술, 참기름 ½큰술

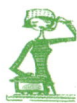

암을 이기는 보약음식 만들기

1. 콩나물은 물에 씻어 끓는 물에 소금을 약간 넣고 데쳐 물기를 빼놓는다.
2. 마른 미역은 물에 담가 불린 다음 손으로 문질러 씻고 짧게 잘라놓는다.
3. 분량의 재료로 무침장을 만들어 반은 콩나물에 넣어 무치고, 반은 미역에 넣어 무친다.
4. 당근은 채 썰고 무순은 밑동을 자른 후 각각 찬물에 담갔다 건져 물기를 뺀다.
5. 콩나물과 미역, 당근, 무순을 보기 좋게 담고 준비해둔 들깨 소스를 뿌려 낸다.

발암물질 흡착방해와 돌연변이 저해물질이 풍부해 암예방에 좋다
다시마

예로부터 다시마가 자연 조미료로 애용되어 왔는데, 단백질인 글루탐산과 아스파탐산이 다량으로 들어있다.

다시마에는 다당류인 알긴산과 셀룰로오스, 수용성인 퓨코이딘, 요오드, 칼륨, 나트륨, 칼슘, 마그네슘 등의 무기질과 철, 아연, 구리, 셀레늄 등도 들어있다.

이처럼 좋은 식품임에도 불구하고 식습관으로 발달되지 못한 이유는 부드러운 미역과는 달리 단단하고 양적으로 적었기 때문이다. 그렇지만 최근 들어 일본의 원자로 사고로 인한 요오드의 발표로 다시마가 인기를 누리고 있다.

지금까지 다사마의 항암효과에 대한 연구에서 다량으로 들어 있는 알긴산 등의 섬유질이 식품조리, 가공, 저장 중에서 나타나는 발암원을 흡착시켜 암발생을 억제한다는 보고서가 발표되었다. 또한 알긴산은 돌연변이성 물질의 돌연변이 성능을 저해하여 암발생을 저하시킨다는 연구 결과도 있다.

  그렇지만, 다시마를 비롯한 해조류를 지속적으로 섭취하면 칼슘과 철의 흡수율을 저하시키기 때문에 유의해야 한다.

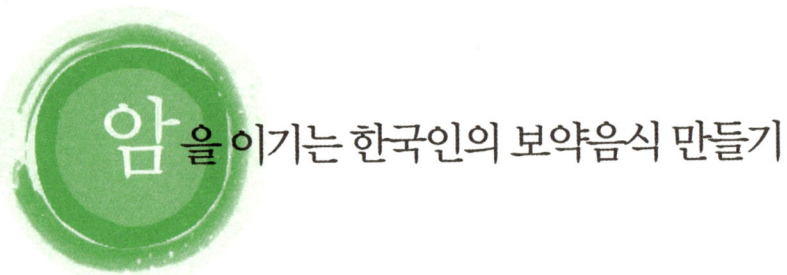
암을 이기는 한국인의 보약음식 만들기

무 다시마탕

암을 이기는 보약음식 궁합재료
무 1개, 다시마 10cm, 표고버섯 5개, 소금 약간, 후추 약간

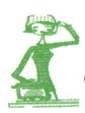
암을 이기는 보약음식 만들기
1. 무 2cm 두께로 썰어 껍질을 벗긴다.
2. 다시마-두툼한 냄비에 물 5컵을 붓고 깨끗한 행주로 잘 닦아 물속에 20분간 담가 둔다.
3. 표고버섯-미지근한 물에 불리는데 그 불린 물은 버리지 말고 다시마를 담은 냄비에 넣는다.
4. 무를 다시마 속에 넣고 끓이며, 거품은 걷어낸다.
5. 1시간쯤 뒤에 표고버섯을 넣은 후 물이 전부 줄어들지 않게 조심해서 약한 불로 끓인다.
6. 약 2시간쯤 끓이다가 소금과 후추를 넣고 간을 한다.

다시마 어묵조림

암을 이기는 보약음식 궁합재료

다시마 20cm, 어묵 100g, 미나리 20줄기
조림장 재료
간장 1큰술, 설탕 2/3큰술, 미료 술 3큰술, 물 3큰술, 생강즙 1작은술

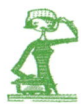

암을 이기는 보약음식 만들기

1. 다시마는 끓는 물에 데쳐 길이 8cm, 넓이 5cm로 자른다.
2. 어묵은 끓는 물에 데쳐 냉수로 헹군다.
3. 미나리는 깨끗하게 다듬어 끓는 물에 데친다.
4. 준비한 다시마를 김발 위에 얹고 준비한 어묵을 돌돌 말아서 미나리 끈으로 묶는다.
5. 간장에 설탕, 조미료 술, 생강 즙, 물을 분량대로 넣고 잘 섞어 조림장을 만든다.
6. 냄비에 조림장을 넣어 끓이다가 어묵말이를 넣고 조려서 마무리한다.
7. 기름에 튀겨 만든 어묵은 그대로 조리하면 기름이 너무 많이 배어나와 다른 재료가 제 맛을 내지 못하므로 끓는 물을 끼얹거나 살짝 데쳐서 기름을 빼서 준비한다.

다시마 말이 조림

암을 이기는 보약음식 궁합재료

돼지고기 300g, 파 1대, 생강 2쪽, 다시마 1조각,
조림장 재료

간장 2큰술, 설탕 1큰술, 참기름 1큰술, 청주 1큰술, 마늘 3쪽, 마른고추 1개,

암을 이기는 보약음식 만들기

1. 돼지고기는 살코기로 준비하여 얇고 넓게 뜨고, 파는 다듬어서 3cm 길이로 자른 다음 채로 썬다.
2. 생강은 껍질을 벗겨 얇게 저민 다음 채로 썰고 생강은 껍질을 벗겨 얇게 저민 다음 채로 썬다.
3. 다시마는 물에 충분히 불리고 마른 고추는 꼭지를 자르고 씨를 털어낸 다음 3cm 크기로 자른다.
4. 돼지고기 뜬 것을 넓게 펴고 채 썬 파, 생강 채를 얹고 돌돌 만다.
5. 불린 다시마를 꺼내 물기를 걷어낸 후 고기 길이보다 1cm 정도 짧게 자른다. 다시마로 고기를 말아 가운데를 묶고 매듭을 짓는다.
6. 준비해둔 조림장 재료를 섞어서 한번 끓인다.
7. ④번에 말아놓은 고기를 넣고 윤기 나게 졸여낸다.

다시마 잔치국수

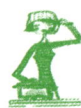암을 이기는 보약음식 만들기

1. 다시마에 멸치 넣고 육수 끓여 소금 간을 한 국물을 만든다.
2. 소면을 삶아 찬물에 헹구고, 양파, 당근, 애호박을 볶아 고명 거리를 만든다.
3. 소면에 육수를 붓고 고명을 얹어 먹으면 된다.

다시마밥

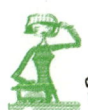 암을 이기는 보약음식 만들기

1. 다시마를 살짝 불려 잘게 채 친다.
2. 다시마 불린 물을 넣고 밥을 짓고 뜸을 들이기 전 단계에서 채 친 다시마를 밥 위에 얹은 후 뜸을 들인다. 간장, 파, 마늘, 참기름로 만든 양념장을 넣고 비벼 먹는다.

다시마쌈

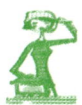 암을 이기는 보약음식 만들기

육수를 내고 남은 다시마를 버리지 않고 한 입 크기로 잘라 간장, 파, 마늘, 참기름, 고춧가루 약간을 양념장을 곁들여 밥을 싸 먹는다.

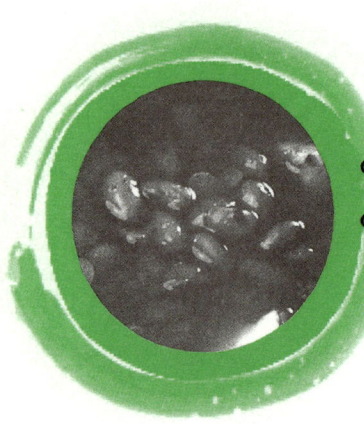

여성들의 폐경기 증후군, 유방암 예방에 효과적이다
청국장

   콩의 발효 과정에서 생성되는 항암효과로 암세포 성장을 억제시켜 준다.

   청국장을 만드는 방법은 일반 된장과는 달리 소금을 첨가하지 않고 순수 콩만 40℃에서 2~3일 발효시키면 된다. 이렇게 만들어진 청국장은 특유한 맛과 냄새를 동반하고 글루탐산 등의 중합물질인 끈적끈적한 점액질이 생성된다. 특이한 냄새는 부틸산, 바레릭산, 암모니아 때문이다.

   콩에는 항산화 및 항암효과와 골다공증을 비롯해 심혈관 질환을 예방해 주는 이소푸라본이란 물질인 제니스틴과 다이드진이 들어 있다. 다시 말해 청국장이 발효되는 과정에서 제니스틴의 당이 떨어져 나가 만들어지는 것이 바로 제니스테인이다. 이것은 여성 호르몬인 에스트로겐과 구조가 비슷해 여성들의 폐경기 증후군, 유방암 예방에 효과적이다.

또한 제니스테인은 전립선 암세포의 성장을 억제하면서 암세포의 자살을 유도하고 유전자의 발현을 억제하기 때문에 전체적으로 암세포 성장을 막아준다.

제니스테인은 제니스틴보다 훨씬 암예방 효과가 크기 때문에 콩을 발효해서 먹으면 되는데, 이것이 바로 청국장인 것이다.

특히 청국장은 혈전을 용해시켜 뇌졸중과 심장병 예방을 비롯해 노화방지에도 좋은 효과가 있다. 이밖에 소화를 돕고 정장작용과 함께 변비를 치료해 피부를 곱게 해주며, 콜레스테롤을 제거해 준다.

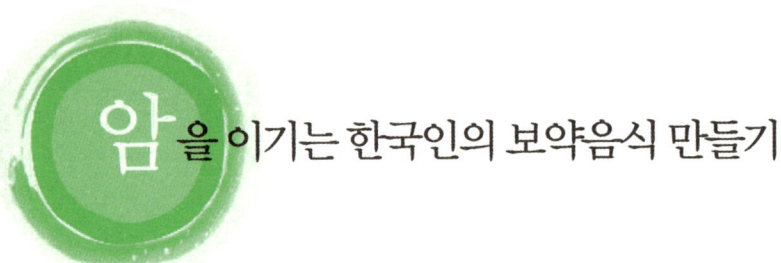

암을 이기는 한국인의 보약음식 만들기

김장김치 청국장 찌개

암을 이기는 보약음식 궁합재료
쇠고기, 두부, 배추김치(무), 청국장, 다진 마늘, 대파, 고추

암을 이기는 보약음식 만들기

1. 쇠고기는 얇게 저며 썰고 알맞게 익은 김치는 송송 썬다.
2. 두부는 큼직하게 대파와 고추(씨를 빼고)는 어슷 썬다.
3. 쇠고기를 뚝배기에 넣고 쌀뜨물을 부어 장국을 끓인다.
4. 팔팔 끓으면 청국장을 풀어넣고 끓인다.
5. 한소큼 끓으면 먼저 김치를 넣고 물러지도록 끓이다가 야채를 넣는다.

청국장찌개

암을 이기는 보약음식 궁합재료
청국장, 팽이버섯, 양송이, 느타리, 호박, 두부 대파, 풋고추, 홍고추, 다진 마늘, 쌀뜨물

암을 이기는 보약음식 만들기

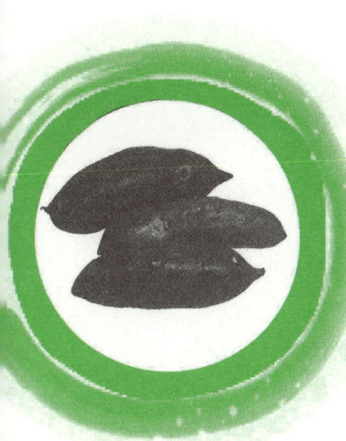

하루 1/2개 섭취해도 대장암과 폐암이 예방된다
고구마

　최근 연구에서 남성들을 대상으로 폐암에 걸린 사람과 걸리지 않은 사람을 비교했을 때 폐암 예방에 적합한 식품으로 고구마, 호박, 당근 등으로 나타났다.
　이것은 항암, 항산화 인자인 베타카로틴(비타민 A의 전구체)과 글루타치온이 풍부하기 때문이다. 이것을 근거로 미국 국립암연구소는 고구마, 호박, 당근 등을 섞어 하루에 1/2컵 정도만 먹어도, 전혀 먹지 않는 사람보다 폐암에 걸릴 확률이 반으로 감소한다고 발표했다.
　고구마에는 비타민 B1, B2, C, 비타민 E(토코페롤)가 다량으로 포함되어 있으며, 이중에서 비타민 C(100g당 25mg)는 조리 과정에서도 70~80%가 파괴되지 않는다. 이런 영양소는 고구마의 껍질에 많기 때문에 껍질째 먹는 것이 훨씬 좋다.
　고구마에서 나오는 액체는 얄라핀 성분인데, 섬유소와 함께 변

1. 팽이버섯은 밑동을 자르고 느타리버섯은 끓는 물에 데쳐 쭉쭉 찢어 놓고, 양송이는 보기 좋게 썬다.
2. 호박과 두부는 도톰하게, 대파와 고추는 고추씨를 빼고 어슷하게 썰어놓는다.
3. 쌀뜨물에 청국장을 넣고 덩어리가 지지 않게 잘 풀어 끓인다.
4. 끓어오르면 썰어놓은 야채를 넣고 한소큼 더 끓인다.
5. 보글보글 끓으면 간을 보고 싱거우면 소금으로 마무리해서 낸다.

우거지 청국장 끓이기

암을 이기는 보약음식 궁합재료

청국장, 우거지, 대파, 풋고추, 홍고추, 두부 다진마늘, 쌀뜨물, 참기름

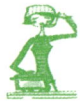

암을 이기는 보약음식 만들기

1. 우거지는 물에 푹 담가 한나절 정도 불려서 삶아 놓는다.
2. 우거지는 먹기 좋은 크기로 잘라 참기름을 넣고 무쳐둔다.
3. 홍고추, 풋고추(씨를 빼고), 대파는 어슷 썰고, 두부는 도톰하게 썬다.
4. 뚝배기에 우거지를 먼저 넣고 볶다가 쌀뜨물을 넣고 끓인다.
5. 끓어오르면 청국장을 풀고 두부, 고추, 대파, 다진 마늘을 넣고 한소큼 끓인다.

비 해소에 효과가 있기 때문에 요구르트, 청국장 등과 함께 부작용이 없는 변비 치료식품으로 불리고 있다.

고혈압 환자에게 하루 소금 섭취량을 6g이하로 권장하고 있지만, 우리 식탁을 통해 섭취되는 양이 하루에 12g이상이나 된다. 고구마 100g중 칼륨이 460mg이나 들어 있기 때문에 남는 염분을 소변과 함께 배출시키기 때문에 혈압강하에도 효과가 있다.

또한 철분 역시 풍부하게 들어 있기 때문에 편식이나 다이어트 중에 발생되는 철분 결핍성에 따르는 빈혈을 해소하는데도 좋다.

적당한 크기의 고구마 1개에서 나오는 열량은 170kcal 정도인데(100g당 약 130kcal), 다른 음식보다 섬유질이 풍부해서 포만감과 함께 변비 해소와 피부미용에도 효과가 있다.

품질이 좋은 고구마는 껍질이 얇으면서 선명한 색깔을 띠고, 상처가 없으면서 단단한 것이 좋다. 하지만 잔뿌리가 많이 달린 고구마는 질긴 것이 대부분이다.

다시 말해 껍질 색이 진하고 속살이 누럴수록 베타카로틴이 많은데, 이런 고구마를 1개만 섭취해도 하루 필요한 베타카로틴의 섭취량이 2배나 된다.

암을 이기는 한국인의 보약음식 만들기

고구마 맛탕

암을 이기는 보약음식 궁합재료
고구마(5개), 물엿(작은 접시 반 정도), 설탕

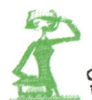

암을 이기는 보약음식 만들기
1. 먼저 고구마를 한 입 크기로 썰어준다.
2. 프라이팬에 기름을 두르고 고구마를 튀겨준다.
3. 고구마가 살짝 타면 꺼내서 다른 접시에 옮겨둔다.
4. 냄비에 물엿을 넣고 물엿보다 조금 더 많이 물을 넣어준다(달게 먹고 싶을 땐 설탕을 많이 넣는다).
5. 중간 불을 켜시고 소스가 끓으면 튀겨낸 고구마를 넣어준다.
6. 골고루 저어주고 소스가 졸여지면 접시에 담아준다.
7. 맛탕 위에 검은깨나 참깨를 뿌려준다.

물엿없이 고구마, 감자 맛탕 만들기

암을 이기는 보약음식 궁합재료
설탕(꿀), 감자 나 고구마, 식용유, 프라이팬

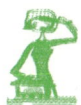
암을 이기는 보약음식 만들기

1. 감자(고구마)를 한입에 들어갈 수 있도록 굵지 않게 썬다.
2. 다 썬 감자(고구마)를 물에 5분간 담가논다.
3. 5분간 담가 놓은 감자(고구마) 물기를 뺀다. 그리고 프라이팬에 식용유를 두른 후 감자나 고구마를 볶는다. 감자(고구마)가 조금 덜 익을 때 까지(너무 안 익거나 너무 익으면 안 된다).
4. 그 다음 자기가 원하는 만큼 설탕을 붓는다(되도록 많이).
5. 설탕을 넣고 좀 볶다가 꿀을 넣는다(꿀이나 설탕 중에 하나만 있어도 됨) 설탕이 있으면 설탕으로만 볶고, 꿀이 있으면 꿀로만 볶는다.
6. 감자(고구마)가 다 익을 때까지 볶는다.

고구마구이

암을 이기는 보약음식 궁합재료
고구마 2개(소), 버터 1큰술, 계란 노른자 1개, 우유 1.5큰술, 연유 1.5큰술, 계핏가루와 소금 약간.

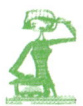
암을 이기는 보약음식 만들기

1. 고구마는 푹 쪄서 가장자리 0.5cm 남기고 파 낸다.
2. 파 낸 속은 뜨거울 때 계란 노른자, 버터, 연유 등의 재료들 넣고 골고루 섞어 곱게 으깨듯 섞는다.
3. 고구마를 뜨거울 때 채에 내려 나머지 재료와 가볍게 섞으면 한결 좋다.

알아야 할 요리 point
연유가 없다면 꿀로 대체, 약간의 우유를 추가, 꿀이 없다면 설탕으로 한다.

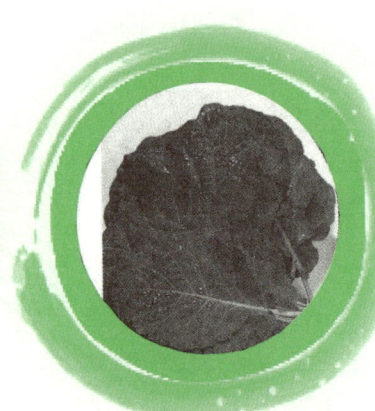

케일 주스는 담배로 발생되는 간암, 폐암 예방에 탁월한 효과가 있다.

케일

한때 '녹즙의 선구자' 처럼 알려졌던 케일은 몸에 좋은 녹색 채소의 대명사. 브로콜리, 콜리플라워도 모두 케일을 개량해 만든 채소다. 케일의 효과 중 특히, 두드러지는 점은 항암 효과다. 그중에서도 케일 즙은 간암 예방에 탁월한 효능을 보인다. 케일은 간의 전발암물질이 최종 발암물질로 전환되는 것을 억제할 뿐만 아니라, 이미 생긴 발암물질을 해독시키기도 한다.

퇴근 후 술자리가 잦은 직장인이라면 매일 아침 케일즙을 챙겨보자. 이와 함께 케일은 담배의 돌연변이 또는 발암물질로부터 유발되는 폐암을 억제하는 효능도 있으니 술·담배에서 벗어나지 못하는 직장인에게는 일석이조!

케일 외에 신선초와 돌미나리도 간에 좋은 채소로 손꼽힌다. 비타민 A, B12, C와 게르마늄이 풍부한 신선초는 체내에 쌓인 독성을 해독하는 기능이 있어 간기능 향상과 노화방지에 도움이 된다. 돌미나리는 간에서 알코올 분해대사를 도와 숙취를 해소하고 숙취로 인한 두통을 없애는 효과가 있다.

케일의 성분은 비타민, 무기질, 클로로필, 식이섬유소 등이 많으며, 비타민 C는 100g당 83~146mg으로 귤보다 3배 이상 많고 베타카로틴 역시 함유량이 많다.

이 중에서 클로로필은 함유량이 많다고 알려진 시금치(127mg/100g)보다 많은 187mg/100g이고, 칼슘은 320mg/100g으로 우유의 105mg/100g보다 3배나 많다. 또한 식이섬유는 건조물 당 32~36% 정도이고 이소티오시아네이트, 인돌-3-카비놀(I3C), 항암 플라보노이드인 컬세틴, 켐페롤 등도 다른 채소보다 많이 들어있다.

케일주스는 NNK, 벤조파이렌, phIP 등 담배의 돌연변이와 발암물질로부터 유발되는 폐암발생을 억제해 준다. 펜에틸이소티오시아네이트와 I3C 역시 마찬가지이다. 이 중에 펜에틸이소티오시아네이트는 간의 전발암물질을 최종 발암물질로의 전환을 억제하고, 간에서 발암물질을 해독시키는 퀴논 리덕테이스와 GST의 활성을 높여 발암물질을 제거한다.

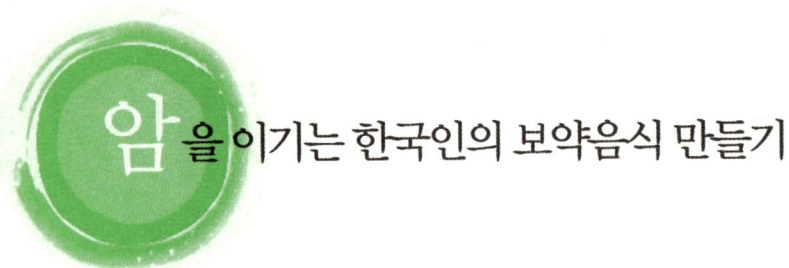
암을 이기는 한국인의 보약음식 만들기

케일 생즙

암을 이기는 보약음식 궁합재료
케일 300g

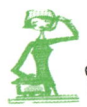

암을 이기는 보약음식 만들기
1. 싱싱한 잎을 골라 물에 깨끗이 씻는다.
2. 적당한 크기로 썰어 주스기나 절구에 넣어 짓찧는다.
3. 비위에 거슬리면 꿀이나 우유를 약간 넣어 마신다.
혹은 다른 재료와 섞어 만든다.

케일 사과주스

암을 이기는 보약음식 궁합재료
양배추 1/4개, 사과 1/2개, 케일 100g

암을 이기는 보약음식 만들기
1. 싱싱한 잎을 골라 물에 깨끗이 씻는다.

2. 적당한 크기로 썰어 주스기나 절구에 넣어 짓찧는다.
3. 비위에 거슬리면 꿀이나 우유를 약간 넣어 마신다.
   혹은 다른 재료와 섞어 만든다.

무, 셀러리, 케일, 시금치, 양배추, 레몬주스

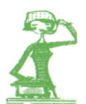

암을 이기는 보약음식 만들기
1. 싱싱한 잎을 골라 물에 깨끗이 씻는다.
2. 적당한 크기로 썰어 주스기나 절구에 넣어 짓찧는다.
3. 비위에 거슬리면 꿀이나 우유를 약간 넣어 마신다.
   혹은 다른 재료와 섞어 만든다.

케일 녹즙

암을 이기는 보약음식 궁합재료
케일 100~150g, 당근 1개

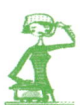

암을 이기는 보약음식 만들기
1. 줄기를 반으로 꺾어 실 같은 껍질을 벗기고 헹군다.
2. 당근을 잘게 썰어 넣고 즙을 만든다.

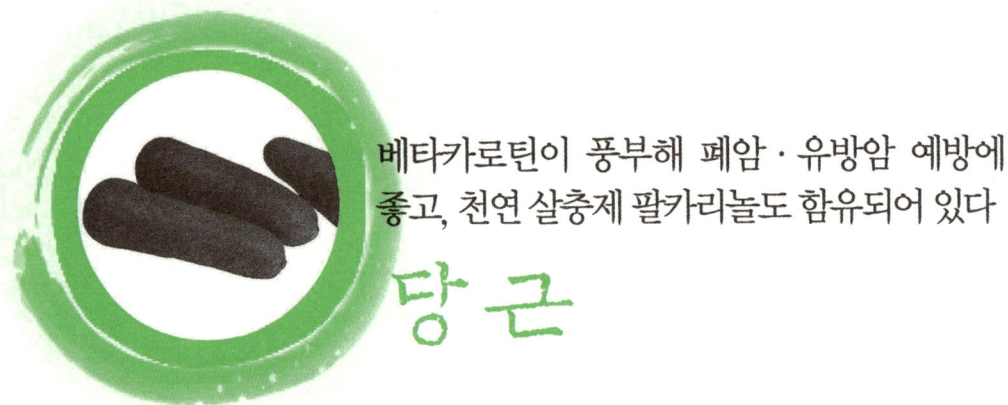

베타카로틴이 풍부해 폐암·유방암 예방에
좋고, 천연 살충제 팔카리놀도 함유되어 있다

당근

당근의 성분은 풍부한 식이섬유, 베타카로틴, 비타민 B, C, 소량의 철분, 칼슘, 인 등이다. 이 중에서 베타카로틴은 혈중농도와 암발병에 효과가 있다. 그렇기 때문에 식품을 통해 많이 섭취하면 폐암과 유방암 예방에 좋다.

당근의 베타카로틴의 함량은 생당근 100g당 18.3mg이 함유되어 있는데, 이 물질을 포함한 카로티노이드는 암세포의 성장을 억제하는 성질을 가지고 있기 때문에 악성종양 형태세포로의 변형을 강하게 억제한다.

이밖에 당근의 효능은 성인병과 관련된 활성산소종에 대한 강력한 항산화 작용이 있다. 당근의 암 억제효과는 베타카로틴에 의한 것이라기보다는 천연 살충 성분인 팔카리놀이 함유되어 있다.

영국 뉴캐슬 어펀타인대학과 덴마크 남덴마크대학 및 덴마크

농한연구소의 공동연구진은 당근에 들어 있는 천연 살충성분인 팔카리놀이 베타카로틴보다 암 억제 효과가 더 강하다고 발표하기도 했다.

연구진은 암 이전단계의 종양을 가진 쥐를 실험했는데, 생당근을 먹인 쥐와 팔카리놀을 먹인 쥐 모두에서 암 진행률이 1/3로 감소하는 것을 밝혀 냈다. 이에 따라 하루에 당근 1개를 다른 야채와 함께 먹으면 좋다는 결론이 나왔다.

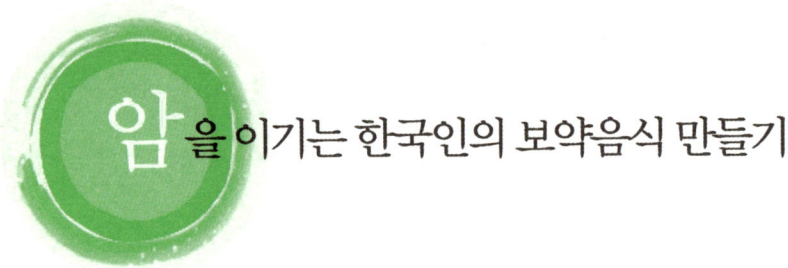

암을 이기는 한국인의 보약음식 만들기

당근 샐러드

암을 이기는 보약음식 궁합재료
당근 1개, 양파 1/2개, 소금 약간, 빈스 3줄기, 건포도 2큰술, 프렌치 드레싱

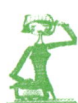

암을 이기는 보약음식 만들기
1. 당근은 4cm 길이로 곱게 채 썰어 찬물에 담갔다가 건져 물기를 닦는다.
2. 양파는 채 썰어 소금에 살짝 절인 후 물에 씻어 꼭 짠다.
3. 빈스는 끓는 물에 소금을 넣고 데친 후 어슷 썬다.
4. 3큰술 분량의 샐러유, 식초, 양파간 것, 소금, 후추, 다진 파슬리를 섞어 프렌치 드레싱을 만든다.
5. 샐러드 볼에 당근과 양파, 건포도를 섞어 담고 준비한 드레싱을 뿌린다.

당근 쇠고기 볶음

암을 이기는 보약음식 궁합재료
당근 1개, 쇠고기 150g, 양파 ½개, 실파 2대, 올리브 오일 2큰술, 참기름 ½큰술, 청주 1큰술, 소금·후춧가루 약간

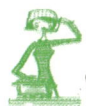
암을 이기는 보약음식 만들기

1. 당근은 껍질째 씻어 3~4cm 길이, 1cm 폭으로 저며 썬다.
2. 쇠고기는 기름기 없는 부위로 준비해 당근과 비슷한 크기로 썬다. 참 기름과 청주, 소금으로 밑양념하여 잠시 재어둔다.
3. 양파는 굵직하게 채 썰고, 실파는 당근과 비슷한 길이로 썬다.
4. 달군 팬에 올리브 오일을 두르고 쇠고기를 넣어 볶다가, 당근과 양파 를 넣어 살캉거릴 정도로 볶는다. 마지막에 실파를 넣고 소금, 후춧 가루로 간을 한다.

당근 건강 핫 케이크

암을 이기는 보약음식 궁합재료

당근 1개, 우리 밀가루 1컵, 베이킹 파우더 1작은술, 달걀 1개, 설탕 2큰술, 소금 약간, 식용유 1큰술, 당근시럽(당근 1/4개, 설탕·물 3큰술씩)

암을 이기는 보약음식 만들기

1. 당근은 껍질째 씻어 강판에 곱게 간다.
2. 밀가루를 넓은 그릇에 담고 곱게 간 당근과 베이킹 파우더, 달걀, 설탕, 소금을 넣어 고루 섞는다.
3. 달군 팬에 기름을 두르고 ②의 반죽을 한 국자씩 떠넣어 도톰하게 부친다.
4. 당근 시럽에 넣을 당근을 동그랗고 납작하게 저며 썰어 설탕, 물과 함께 걸쭉해질 때까지 끓인다.
5. 그릇에 ③의 핫케이크를 담고, 당근 시럽을 뿌린다.

당근 수프

암을 이기는 보약음식 궁합재료

당근 1개, 쌀 1/3컵, 셀러리 1대, 브로콜리 10g, 버터 2큰술, 우유 2컵, 물 1컵, 소금 약간

암을 이기는 보약음식 만들기

1. 당근은 껍질째 씻어 큼직하게 썰고, 쌀은 물에 잠시 담가 불린다. 셀러리는 겉껍질을 벗기고 큼직하게 썬다.
2. 끓는 물에 소금을 약간 넣고 브로콜리를 살짝 데친다.
3. 냄비에 버터를 두르고 당근과 쌀, 셀러리를 넣어 달달 볶는다.
4. ③을 믹서에 담고 우유를 1컵만 부어 20초 정도 곱게 간다.
5. ④를 냄비에 담고 남은 우유와 물을 부어 중간 불에서 주걱으로 저어가며 끓이다가 소금으로 간을 맞춘다.
6. 그릇에 수프를 담고 데친 브로콜리와 당근을 저며 썰어 얹는다.

당근 야채푸딩

암을 이기는 보약음식 궁합재료

당근 1/3개, 양배추 잎 4장, 양파 1/4개, 브로콜리 50g, 달걀 2개, 우유 1/2컵, 소금·후춧가루 약간, 당근 소스(당근 1/4개, 우유 1/2컵, 밀가루 2큰술, 버터 1큰술, 소금 약간)

암을 이기는 보약음식 만들기

1. 당근과 양배추 잎, 양파는 손질해 작고 네모지게 썬다.

2. 브로콜리는 작은 송이로 떼어 끓는 물에 소금을 약간 넣고 파르스름하게 데친 뒤 건져서 찬물에 헹군다.
3. 손질한 야채를 한데 담고 달걀과 우유를 넣어 고루 섞은 뒤 소금과 후춧가루를 넣어 간을 한다.
4. 동그란 틀이나 오목한 그릇에 ③을 채워 담아 한 김 오른 찜통에 그릇째 안쳐 찌거나 중탕한다.
5. 소스용 당근은 곱게 갈아 냄비에 담고 우유와 밀가루, 버터, 소금을 넣어 거품기로 고루 저어가며 끓여 당근 소스를 만든다.
6. 푸딩을 그릇에 담고 당근 소스를 얹어낸다.

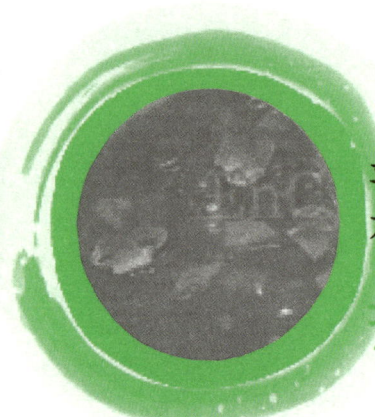

피부암 예방에 효과적인 커큐민은 카레와 겨자의 성분이다

커큐민

　커큐민은 카레, 겨자 등에 사용되는 천연색소 성분으로 고대로부터 향신료나 염증과 피부질환의 민간치료제로 애용되어 왔다.
　커큐민은 인도와 주변 열대 및 아열대 지방에서 재배되는 심황의 뿌리에 커큐미노이드라는 노란색의 폴리페놀 색소화합물이 0.5~6.5%가 들어 있는데, 그 주성분을 말한다.
　커큐민의 효능은 강한 항산화 기능이 있으며, 구조적으로 페놀계의 항산화제에 속한다. 이에 따라 영국 존 백스터 교수 연구팀은 커큐민과 같은 향신료를 많이 사용하는 인도에서는 식도계의 암 발병률이 매우 낮다는 자료에서 착안해서 밝힌 것이다.
　연구결과 커큐민은 암 세포의 계속 성장을 저해시켜 식도암과 관련된 단백질의 발현을 차단시켜주는 것으로 밝혀졌다. 이와 함께 피부암을 비롯해 다른 종류의 종양세포의 사멸을 유도한다는 것도 알아냈다.

　이밖에 알츠하이머의 병의 진행을 지연시키고 염증유발 단백질인 인터루킨8 등의 발현도 억제해 준다. 또한 세포독성이 없는 농도에서 혈관이 만들어지는 것을 막기 때문에 암세포의 영양공급을 차단시키고, 암세포가 죽도록 유도하는 것도 밝혀냈다.

　무엇보다 중요한 것은 운동을 통해 신체적, 정신적인 스트레스를 해소하는 것이 암예방에 가장 좋다. 이와 함께 커큐민 등이 포함된 식품의 섭취를 늘리면서 균형 잡힌 식생활로 전환하는 것이 건강을 지키는 방법이다.

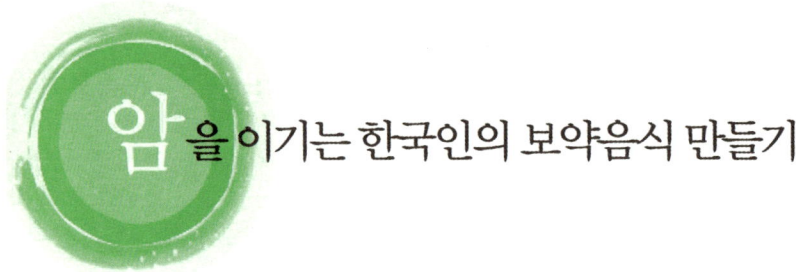

암을 이기는 한국인의 보약음식 만들기

흰살 생선국

암을 이기는 보약음식 궁합재료
대구살 200g, 대파 2분의 1뿌리, 달걀 흰자위 1개분, 생강 2분의 1쪽, 작약 20g, 강황 20g, 산약가루 1큰술

암을 이기는 보약음식 만들기
1. 작약, 강황, 계지에 물을 붓고 끓인 다음 대구살을 넓적하게 썰어서 소금, 술에 재어둔다.
2. 밤가루와 산약가루를 섞어 대구살에 무치고 달걀 흰자위를 넣어 끓는 물에 익혀낸다.

강황차

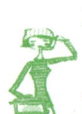

암을 이기는 보약음식 만들기
생강황(울금)의 껍질을 벗겨 잘게 썬 후 꿀이나 설탕을 적당히 타서 끓여 마신다.

강황주

암을 이기는 보약음식 궁합재료
소주 1.0리터, 울금 500~600g, 설탕 25~30g

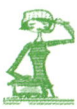

암을 이기는 보약음식 만들기
생강황(울금)의 껍질을 벗겨 소주와 설탕을 혼합하여 3개월 이상 숙성 후 마시면 좋다.

식수로 음용

암을 이기는 보약음식 궁합재료
물 1.8리터, 울금 30~40g

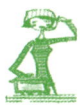

암을 이기는 보약음식 만들기
생강황(울금)의 껍질을 벗겨 잘 게 썰어 물에 넣고 끓인 후 식수 대용으로 마시면 좋다

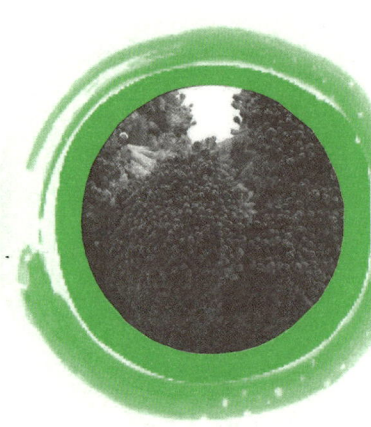

노화예방, 심장병, 백내장 등을 비롯해
암예방에 효과적이다
브로콜리

브로콜리 | 미국에서도 인정한 최고의 암 예방식품

현대의학으로도 퇴치가 어려운 무서운 병인 암. 한 번 걸리면 완치가 쉽지 않아 예방이 최선이다. 모든 종류의 암을 한 가지로 예방할 수 있는 채소는 찾기 힘들지만, 전문가들은 암예방에 가장 효과적인 채소로 브로콜리를 손꼽는다. 브로콜리는 미국 국립암연구소에서 최고의 암예방식품으로 선정된 채소이다.

최근의 연구 결과에 따르면 브로콜리 등 십자화과 채소를 꾸준히 섭취한 사람들의 암발생률이 현저히 낮았고, 특히 전립선암과 대장암 예방에 큰 효능을 보였다고 한다. 이는 브로콜리를 포함한 십자화과 식물에 존재하는 미로시네이스라는 효소가 활성화되어 항암물질을 만들기 때문이다. 이 항암물질은 체내에서 설포라판이라는 물질로 가수분해 되는데, 특히 유방암의 세포 증식을 막으며 폐암과 대장암 예방 효과도 높다.

이와 함께 빈혈을 예방할 수 있다는 것도 브로콜리의 빼놓을 수 없는 장점이다. 브로콜리는 철분 함량이 100g 중 1.9mg으로 채소 가운데 단연 으뜸이다. 철분 흡수를 돕는 비타민 C의 함량도 높아 철분 부족으로 생기는 빈혈에 효과가 크다.

브로콜리는 양배추의 일종으로 날 것이나 조리 후 섭취나 관계없이 영양가 높은 녹색 야채이다. 브로콜리의 성분은 비타민 C가 레몬의 약 2배이며, 비타민 A, B1, B2, 칼슘, 인, 칼륨 등의 미네랄 성분도 많이 들어있어 성인병 예방에도 좋은 채소로 알려져 있다.

보편적으로 야채를 꾸준히 섭취하면 다양한 암을 예방하는데, 그 중에서도 전립선암과 대장암을 예방한다.

브로콜리를 매주 2번 이상 섭취하는 사람은 매달 1번 이하 섭취하는 사람보다 백내장에 걸리는 확률이 20% 이상 낮았다. 또한 브로콜리는 칼슘의 흡수를 도와주는 비타민 C가 풍부해 골다공증 예방에도 효과가 있다.

암을 이기는 한국인의 보약음식 만들기

브로콜리 먹는 방법과 효능

브로콜리의 제철은 겨울부터 이른 봄으로 봉오리가 봉긋하고 작으며 단단한 것으로 녹색이 진한 것을 선택하면 연하고 단맛이 있는 브로콜리를 고를 수 있다.

브로콜리는 녹색채소 중에서도 영양가가 가장 높으며 생것은 칼슘 64mg, 인 195mg, 철 1.5mg 비타민 중 카로틴 766㎍, B2 0.26mg, C는 98mg 함유되어 있다. 비타민 C, 카로틴, 철분 등은 배추나 양배추보다 월등히 높다.

1 불고기나 양념 갈비구이에 브로콜리 쉽게 먹기

불고기를 구울 때, 미리 데쳐 놓은 브로콜리를 불판 한쪽에 놓고 함께 굽는다. 브로콜리는 쇠고기 요리와 잘 어울리며 의외로 한국식 고기 양념과 딱이다. 고기 요리가 훨씬 풍성해진다.

2 멋있고 맛있는 맥주 안주로 브로콜리 쉽게 먹기

브로콜리를 살짝 데쳐 접시에 놓고 그 위에 슬라이스 치즈를 길게 잘라 얹는다. 전자레인지에 1~2분만 돌리면 끝. 고소하고 폼나는 술안주가 된다.

3 변비 없애는 브로콜리 미음

브로콜리를 한번 데친 후 곱게 다져 미음을 쑬 것. 브로콜리 이유식은 배변을 좋게 하고 엽산이 많아 초기 이유식으로 좋은 음식.

4 마른새우 볶음으로 브로콜리 쉽게 먹기

마른새우는 보통 마늘종과 같이 볶는 게 정석이지만 브로콜리랑 볶아도 맛있다. 이 때는 양념을 너무 세지 않게 하고 오일과 소금간만 해서 볶아야 고소하다.

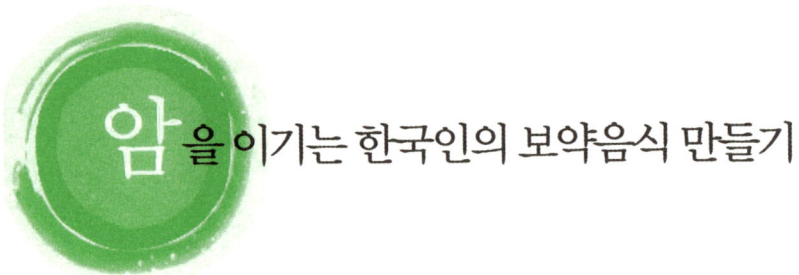
암을 이기는 한국인의 보약음식 만들기

브로콜리 샐러드 I

암을 이기는 보약음식 궁합재료
브로콜리 300g, 양파 ½개, 베이컨 4장, 피클 드레싱

암을 이기는 보약음식 만들기
1. 브로콜리는 소금물에 살짝 데쳐 먹기 좋은 크기로 자른다.
2. 양파는 얇게 썰고 베이컨은 바짝 구워 기름기를 빼낸 후 3cm 길이로 자른다.
3. 데친 브로콜리와 양파, 베이컨 구운 것을 피클 드레싱에 버무린다.

브로콜리 샐러드 II

암을 이기는 보약음식 궁합재료
브로콜리 100g, 컬리플라워 50g, 소금, 맛살 30g, 흰 후추, 마요네즈 2큰술, 귤 1개

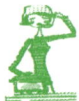
암을 이기는 보약음식 만들기
1. 브로콜리, 컬리플라워는 끓는 물에 소금을 넣고 데친 후 먹기 좋은

크기로 썬다.
2. 맛살도 한 입 크기로 썰어두고, 귤은 반을 자른 후 납작하게 썰어 놓는다.
3. 브로콜리, 컬리플라워, 맛살을 소금, 후추, 마요네즈로 버무려 샐러드를 만든다.
4. 접시에 반달로 썬 귤을 돌려 담고 가운데에 샐러드를 보기 좋게 담아낸다.

브로콜리 사과 치즈 샐러드

암을 이기는 보약음식 궁합재료

사과 1개, 브로콜리 50g, 양배추 50g, 호상요구르트, 레몬 1/3개, 건포도
소스 재료 : 소금 약간, 치즈 2장

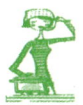

암을 이기는 보약음식 만들기

1. 사과는 껍질째 깨끗하게 씻어서 1cm 주사위 모양으로 썰어준다.
2. 브로콜리는 살짝 데친다.
3. 양배추는 알맞은 즙과 재렴, 후춧가루를 넣어 잘 섞어준다.
4. 접시에 건포도, 사과, 양배추, 브로콜리, 치즈 썬 것과 요거트를 혼합해서 버무려 낸다.

새우 브로콜리 샐러드

암을 이기는 보약음식 궁합재료

새우 200g, 브로콜리 200g,

소스- 마요네즈 1컵, 백포도주 2큰술, 신선 레몬주스 1큰술, 양파 1/2개, 후추, 소금, 설탕

암을 이기는 보약음식 만들기

1. 브로콜리는 먹기 좋은 크기로 잘라서 끓는 물에 소금, 식용유를 넣고 데쳐서 찬물에 담가 둔다.
2. 새우는 찬물에서부터 넣어 끓인 후 끓기 직전에 빼서 껍질과 내장을 다 제거하여 반으로 저민다.
3. 마요네즈 1컵, 백포도주 2큰술, 레몬주스 1큰술, 양파 1/2개, 후추, 설탕을 섞어 소스를 만든다.
4. 새우를 접시에 두르고 브로콜리를 산처럼 쌓아 만든다.

브로콜리 바이트

암을 이기는 보약음식 궁합재료

브로콜리 300g, 베이컨 200g, 치즈 5장, 양파 1 1/2개, 빵가루 1컵, 마늘 5쪽, 소금, 후추, 식용유

소스- 양겨자 3큰술, 꿀 1큰술, 마요네즈 2큰술

암을 이기는 보약음식 만들기

1. 브로콜리는 끓는 물에 데쳐 잘게 다진다.
2. 베이컨은 구워 잘게 다진다.
3. 치즈는 잘게 썰고 양파와 마늘은 잘게 다져 놓는다.
4. 손질한 브로콜리, 베이컨, 치즈에 빵가루를 넣고 잘 섞은 다음 소금과 후춧가루를 넣어 간을 하고 완자처럼 동그랗게 빚어 놓는다.
5. 180도 정도의 기름에 약 3분 정도 튀겨낸다.
6. 양겨자 3큰술, 꿀 1큰술, 마요네즈 2큰술을 넣고 허니머스터드 소

스를 만든다.

브로콜리 오징어 초회

암을 이기는 보약음식 궁합재료

브로콜리 250g, 오징어 1마리(청주 1/2큰술), 소금 약간, 초고추장(고추장 3큰술, 식초·레몬즙 2큰술씩, 고추냉이·깨소금 1작은술, 설탕 1½큰술, 생강즙 1/2큰술

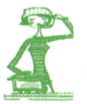

암을 이기는 보약음식 만들기

1. 브로콜리는 한 입 크기로 송이를 떼어 끓는 물에 소금을 넣고 데친다음 찬물에 헹구어 물기를 뺀다.
2. 오징어는 통으로 준비하여 껍질을 벗기고 둥글게 자른다. 끓는 물에 넣어 데친다. 데칠 때 청주를 넣어주면 비릿한 맛이 없어서 좋다.
3. 볼에 분량의 재료를 넣고 섞어 초고추장을 만든다.
4. 그릇에 브로콜리와 오징어를 담고 초고추장을 곁들여 낸다.

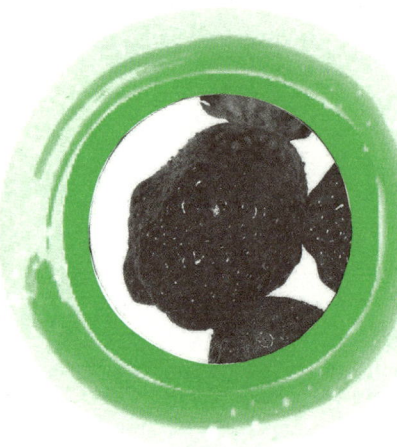

구강암·식도암·대장암 발생을 억제하는 야채로 으뜸이다
딸기

　최근 딸기의 종류인 복분자, 블랙베리, 딸기 등을 많이 섭취하면 암 예방에 도움이 된다는 연구기관의 발표가 있다.
　동물실험에서 냉동으로 건조시킨 딸기 종류를 먹였는데, 그 결과 설치류의 구강암, 식도암, 대장암 등을 억제시켰고, 추출물은 발암물질인 벤조피린에 의한 세포 종양화를 억제시키는 효능이 있었다. 또한 건조시킨 블랙베리를 장기간 섭취해도 식도암을 예방한다는 연구결과가 있다. 이런 효능은 강한 항산화제가 작용하기 때문이다.
　딸기 중에 블랙베리, 딸기, 덩굴월귤, 나무딸기, 블루베리 등은 활성산소의 독성인 과산화수소 라디칼, 수산기 라디칼 등을 제거하는 효과가 뛰어나다.
　복분자도 항암효과와 건강증진에 도움이 되는 식품인데, 복분자는 차나 술로 음용되고 있다. 건강증진은 식물성 화학물질인 파이토케미컬 때문이다. 이 물질 중 폴리페놀류는 2차 대사산물로 지질과 단백질 산화의 손상을 막아준다. 예를 들면 노화억제, 염증억제, 동맥경화예방, 혈전예방, 살균효과 등이다.

이것은 폴리페놀류 중 블루베리나 블랙베리에 많이 들어 있는 안토시아닌 때문이다. 안토시아닌은 과일과 채소에 진한 색을 띠게 하는 색소로 암 예방과 발암억제에 효과가 있다. 이밖에 시력 향상, 심혈관 보호 등에도 효능이 있다.

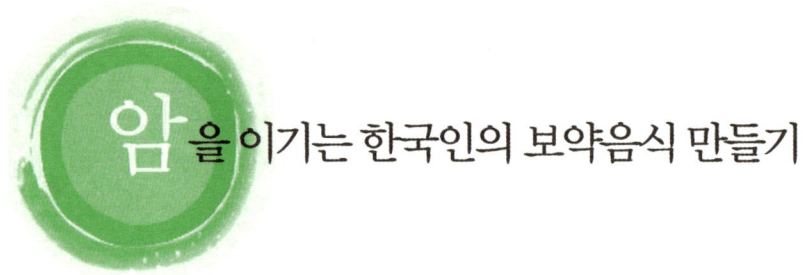

암을 이기는 한국인의 보약음식 만들기

딸기 크림

암을 이기는 보약음식 궁합재료
딸기 400g, 설탕 3큰술, 생크림 ½컵, 슈거 파우더 3큰술

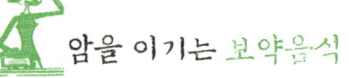

암을 이기는 보약음식 만들기

1. 딸기는 소금물에 깨끗이 씻어 소쿠리에 밭여 둔다. 딸기의 물기가 완전히 빠지면 꼭지를 뗀다.
2. 꼭지 딴 딸기는 단맛을 더하기 위해 설탕을 솔솔 뿌려 설탕이 완전히 흡수될 때까지 재운다.
3. 물기가 말끔히 닦고 차게 식힌 볼에 준비한 생크림을 붓고 거품기로 충분히 젓는다. 방향을 바꾸지 말고 한쪽 방향으로만 젓는다.
4. 볼을 거꾸로 뒤집어도 흘러내리지 않을 정도로 거품이 나면 슈거 파우더를 분량대로 넣어 다시 한 번 섞는다.
5. 설탕에 재운 딸기를 시원한 유리그릇에 담고 거품을 낸 크림을 듬뿍 얹어낸다.

딸기 시럽

암을 이기는 보약음식 궁합재료

딸기 꼭지 뗀 것 1파운드, 물 1/2컵, 설탕 1/2컵, 콘 시럽 1/3컵, 소금 약간, 레몬주스 2큰술

암을 이기는 보약음식 만들기

커다란 냄비를 중불에 올리고, 위의 재료들을 모두 넣은 뒤 설탕이 녹을 때까지 잘 저어준다. 뚜껑을 덮지 않은 상태에서 약 10분간 저어주면서 끓이는데 넘치지 않도록 불의 세기를 조절해 가며 끓인다. 레몬주스를 넣은 뒤 체에 한 번 거르고 뚜껑을 덮은 뒤 차게 식힌다. 다른 음식을 만들기 1주일 전쯤 만들어 놓으면 좋다.

딸기 그라니타와 윕 크림

암을 이기는 보약음식 궁합재료

딸기 꼭지 따서 슬라이스 한 것 1파운드, 설탕 3/4컵, 소금 약간, 찬물 1 1/2컵, 레몬주스 1/4컵, 위핑크림 1컵

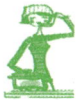

암을 이기는 보약음식 만들기

딸기와 설탕, 소금을 프로세서에 넣고 간다. 찬물과 레몬주스를 넣고 프로세서에서 더 갈아준다. 체에 한번 거른 뒤 8x8x2 인치의 베이킹 팬에 넣는다. 포일로 덮은 뒤 냉동실에 넣는다. 약간 설익었을 때 포크로 긁어주면서 약 4시간 동안 얼린다. 단단하게 얼은 딸기 그라니타를 포크 등을 사용해 긁어 얼음가루로 만든다. 차갑게 식힌 휘핑크림을 부드러운 거품이 생기도록 치댄 뒤 그릇에 조금씩 나눠 담고 딸기 그라니타를 조금씩 얹어서 서브한다.

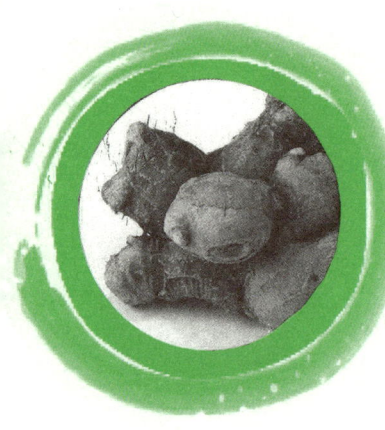

매운 성분이 대장암 예방과 치료에
좋고 난소암과 유방암을 억제한다

생 강

생강은 요리에서 빠질 수 없는 양념 재료인데, 위해 물질을 제거해 주는 항균, 살균작용을 함과 동시에 식욕과 소화 작용에 효능이 있다. 혈액순환을 원활하게 하여 체온을 조절해 준다. 또한 수천 년 동안 동양의학에서 염증과 관절염 치료로 사용되어 왔다.

미국 미네소타대학 연구소는 생강의 매운 성분인 6-진저 롤이 강한 항산화와 항염증작용을 한다고 밝혔다.

매운맛은 유방암 예방에 효과가 있으며, 이것은 플라보노이드가 함유된 흰색 채소에 속하기 때문에 갱년기 여성에게 좋다.

이밖에 쇼가올 성분은 항산화 작용을 하기 때문에 신경계 종양세포의 성장을 억제시킨다. 이것 역시 매운맛을 내는 주성분이기도 하다. 생강을 편으로 만들어 먹으면 메스꺼움을 예방하고 소화를 도와준다.

암을 이기는 한국인의 보약음식 만들기

생강차

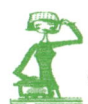 암을 이기는 보약음식 만들기

생강 100g에 감초 10개를 넣어 달인 후 아침 저녁으로 차 마시듯 먹으면 된다. 설탕이나 꿀을 넣는 것보다 자연적인 맛이 좋다.

생강, 대추차

암을 이기는 보약음식 궁합재료

생강 20g, 대추 16개.

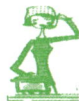 암을 이기는 보약음식 만들기

1. 생강을 깨끗이 씻어 물기를 제거하고 껍질을 벗긴 다음 저민다.
2. 대추를 깨끗이 씻어 물기를 제거한다.
3. 용기에 생강과 대추를 넣고 물 800ml를 넣고 끓인다.
4. 대추를 넣지 않을 경우에는 물은 600ml를 넣으며 끓인 후에 약간의 꿀을 넣는다.

5. 마시는 것은 계절에 따라 뜨겁게 또는 차게 마시며 잣을 3~4개 띄우면 운치가 있어 좋다.

생강 홍차 만들기

암을 이기는 보약음식 궁합재료
생강을 깨끗이 씻어 강판에 갈아둔다.
(1회 생강1~2티스푼 또는 생강즙3cc또는 생강가루1~2티스푼)

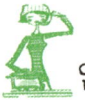

암을 이기는 보약음식 만들기

1. 홍차 만들기
   ① 미네랄워터보다는 수돗물이 낫다.
   ② 수돗물을 틀어서 조금 흘려보낸 후 물을 받아 사용한다.
   ③ 찻잔은 미리 데워둔다.(온도 유지가 중요)
   ④ 찻잎은 찻잔 하나에 찻숟가락 1개가 적당하다.
2. 미리 데워둔 찻잔에 찻잎을 넣고 팔팔 끓은 물을 부은 후 3분 정도 놓아둔다.
3. 찻물에 준비해 둔 생강을 넣어서 마신다.

생강 가루의 쓰임

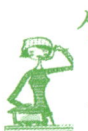

암을 이기는 보약음식 만들기

1. 생선구울 때도 위에 살짝 뿌리면 비린 냄새가 덜 하고 생 생강이 있으면 가늘게 채 쳐서 조금 올려 구우면 보기도 좋고 맛도 있다.
2. 생선찌개를 할 때도 조금 넣어도 좋고, 돼지고기나 닭고기 같은 요리할 때도 약간 넣으면 냄새도 잡아주고 맛도 더 좋아진다.

*가루생강은 분말이기 때문에 생 생강보다 아주 적게 써야 한다.

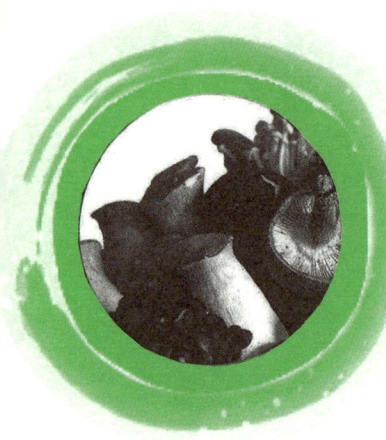

당뇨와 간의 독성을 완화시켜 주는 베타글루칸과 키틴질이 있다

버섯

버섯은 옛날부터 강장, 면역, 항균, 해독, 이뇨 등의 효능이 있기 때문에 한방과 민간요법에서 애용되었다.

버섯은 단백질을 비롯해 비타민, 미네랄 등 인체에 유효한 미량 원소가 들어 있다. 더구나 종류에 따라 페놀화합물, 단백다당체 등도 들어 있어 암 예방과 치료에 좋다. 버섯의 단백질 중 글루타치온이 많은데, 이것은 유해산소를 제거하기 때문에 많은 질병에 효과가 있다.

버섯의 세포벽은 키틴질로 구성되어 있어 항종양과 면역 활성에 효능이 있다. 버섯의 다당체 중에 베타글루칸이 가장 많이 들어 있는데, 이것은 항종양과 면역조절 역할을 한다. 이 물질은 체내의 지질대사 개선, 항당뇨, 간독성 완화 등에 효능이 뛰어나다.

표고버섯 역시 암 치료와 예방에 좋은 식품이고, 한약재로 사용되는 영지버섯, 상황버섯, 아가리쿠스버섯, 동충하초 등도 마찬가지이다.

  동충하초 역시 버섯의 한 종류로 최근 식용으로 많이 재배되어 쉽게 구할 수 있는 재료 중 하나이다.

  섭취 방법은 베타글루칸을 포함한 다당체 성분들이 대부분 수용성이기 때문에 열에 강해서 달여 먹으면 된다.

암을 이기는 한국인의 보약음식 만들기

느타리버섯 나물

암을 이기는 보약음식 궁합재료

느타리버섯 100g, 쇠고기 100g, 양파 150g, 풋고추 50g, 당근 100g, 당면 약간
양념(참기름 1큰술, 진간장 2작은술)

암을 이기는 보약음식 만들기

1. 느타리는 굵은 굵기로 찢어 데친 뒤 물기를 꼭 짠 후에 참기름과 진간장으로 무쳐 놓는다.
2. 쇠고기는 채 썰어 갖은 양념으로 볶다가 무쳐 놓은 느타리를 넣고 같이 볶아 느타리에 고기맛이 배도록 한다.
3. 양파, 풋고추, 당근을 채 쳐서 소금을 뿌렸다가 꼭 짜서 식용유를 두른 팬에 각각 볶고 굵은 파도 채쳐서 볶는다.
4. 느타리, 쇠고기, 볶은 채소를 한 데 섞고 재료를 넣은 후 가볍게 무쳐 맛있는 나물을 만든다.
5. 여기에 나물의 1/10 정도의 당면을 끓는 물에 불려서 물기를 거둔 후 참기름, 진간장을 볶아넣어도 좋다.

버섯 덮밥

암을 이기는 보약음식 궁합재료

느타리버섯 10개, 생표고버섯 4개, 쇠고기 150g(갖은 양념), 양파 1/2개, 당근 1/3개, 굵은파 2대, 진간장, 설탕, 후춧가루, 식물성 기름, 밥 4공기, 통깨

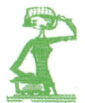

암을 이기는 보약음식 만들기

1. 느타리버섯과 표고버섯은 끓는 물에 살짝 데친 후 찬물에 헹궈 굵게 찢는다.
2. 쇠고기는 불고기감으로 준비해 2~3cm 폭으로 썰어 갖은 양념을 한다.
3. 양파는 굵게 채 썰고, 굵은 파는 어슷 썬다.
4. 냄비에 기름을 두르고 양파와 쇠고기를 볶다가 찢어 놓은 ①의 버섯을 넣고 함께 볶는다.
5. ④에 물을 자작하게 붓고 끓이면서 간장, 설탕, 후춧가루를 넣어 맛을 낸다.
6. ⑤가 한소끔 끓어오르면 파를 넣고 달걀을 깨뜨려 넣은 후 뚜껑을 덮고 불을 끈 채 잠시 둔다.
7. 그릇에 밥을 6부 정도 담고, ⑥을 떠 담은 후 통깨를 뿌려 낸다.

느타리 버섯전

암을 이기는 보약음식 궁합재료

느타리버섯 150g, 쇠고기 50g, 두부 20g, 붉은고추 1개, 풋고추 1개, 달걀 1개 밀가루 약간, 소금, 후추, 초장(간장 1큰술, 설탕 1큰술, 식초 1큰술)

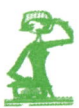 암을 이기는 보약음식 만들기

1. 느타리버섯을 끓는 물에 소금을 약간 넣고 데쳐서 물기를 짠 후 머리 쪽을 펼친다.
2. 쇠고기는 다져서 물기를 꼭 짠 두부를 넣고 소금, 후추를 넣어서 섞는다.
3. 고추는 반으로 갈라 씨를 제거하고 다진다.
4. 달걀은 풀어 놓는다.
5. ①의 버섯에 밀가루를 묻히고 ②의 고기를 넓게 펴서 얹은 후 달걀물을 입혀 기름 두른 팬에 놓고 다진 고추를 얹어서 앞뒤로 지져준다.
6. 초장을 만들어 곁들인다.
   특기 사항 : 느타리버섯과 쇠고기, 두부가 어우러진 반찬으로 쫄깃하게 씹히는 맛이 정갈한 안주로도 그만이다.

느타리버섯 구이

암을 이기는 보약음식 궁합재료
느타리 250g, 고추장 양념(고추장 2큰술, 다진 파 1/2큰술, 다진 마늘 2큰술, 설탕 1작은술, 참기름 1/2큰술, 깨소금)

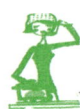 암을 이기는 보약음식 만들기

1. 느타리버섯 굵은 것은 반으로 가른다.
2. 프라이팬에 느타리버섯을 얹고 센불에서 구워 수분이 빠지도록 한다.
3. ②의 느타리에 고추장 양념을 발라가며 석쇠나 그릴에서 굽는다.
4. 특기 사항: 쫄깃한 버섯의 풍미를 즐길 수 있는 요리. 석쇠에 구우면 더욱 맛이 좋다.

팽이버섯전

암을 이기는 보약음식 궁합재료
팽이버섯 180g, 계란 3개, 붉은 피망1/2, 청피망1/2, 밀가루 2, 소금, 후추 조금(계량스푼으로 15ML)

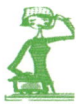

암을 이기는 보약음식 만들기
1. 팽이버섯은 깨끗이 씻어준다.
2. 청피망, 피츠리카는 채썰어 준비하고 계란을 푼다.
3. 풀어놓은 계란에 버섯, 피망, 파프리카를 넣고 소금, 후추를 넣은 뒤 섞어준다.
4. 밀가루를 넣고 걸죽하게 반죽을 한다.
5. 달궈진 팬에 기름을 두루고 먹기 좋은 크기로 올린뒤 노릇노릇하게 구어준다.

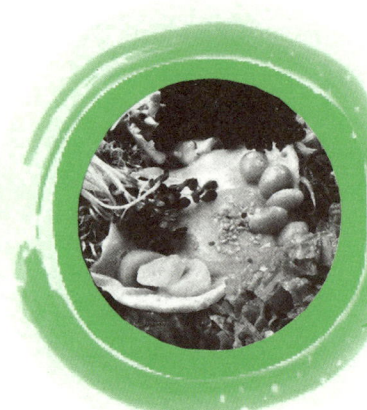

새싹채소는 생리 활성물질이 많기 때문에 암예방에 효과가 있다
새싹채소

　최근 들어 다양한 새싹채소의 보급이 시작되면서 일반인들도 쉽게 접할 수 있는 식품이다.
　새싹채소는 종자를 발아시킨 다음 1주일 정도 자란 채소의 어린 싹을 가리킨다.
　어린 싹은 성숙한 채소보다 영양 성분이 3~4배나 높으며 종류에 따라 수십 배 이상 차이가 있다. 성분은 각종 비타민, 미네랄, 생리 활성 물질 등인데, 조금만 섭취해도 영양분을 충분하게 얻을 수 있다.
　또한 암발생을 억제하고 치료에 도움을 주기 때문에 환자들의 식이요법으로 많이 활용되고 있다. 예를 들면 브로콜리를 섭취하면 항암활성과 면역력을 키울 수 있는데, 이것은 설포라팬이란 물질 때문이다. 그렇기 때문에 성숙한 브로콜리보다 어린 새싹을 섭취하는 것이 좋은데, 어린 새싹에는 설포라팬의 함량이 약 40배 이상 들어있다.

메밀의 어린 새싹에는 항산화 활성이 높은 플라보노이드 화합물인 루틴이 다량 들어있다. 이것은 체내의 유해산소를 제거해 암 발생과 성장을 억제시켜준다.

어린 새싹은 순무싹, 밀싹, 메밀싹, 브로콜리싹, 청경채싹, 보리싹, 케일싹, 녹두싹 등이 있다. 섭취 방법은 샐러드, 비빔밥 등에 넣어 먹어도 되지만 많은 양을 섭취하기 위해서는 즙으로 만들어 먹는 것이 훨씬 좋다.

새싹채소 요리법

 항암 성분이 풍부한 새싹의 대표적인 항암 식품으로 꼽히는 브로콜리의 경우, 다 자란 브로콜리보다 새싹에 항암효과가 있는 설퍼라페인이 20배 많이 들어있다. 또 비타민 A를 만드는 베타카로틴이 함유되어 있어 야맹증 예방에도 효과적이다.
 육류와 같이 먹거나 샐러드로 먹으면 맛이 좋다. 특유의 향이 있어서 햄버거나 샌드위치에 넣어 먹으면 입맛을 돋군다.

간장을 보호해 주는 순무싹
 무를 개량한 순무는 잎과 뿌리가 모두 맛이 좋다. 순무싹의 녹색 부분에는 항암 성분이 많이 포함되어 있으며 비타민 B가 많아 피부를 곱게 가꾸어 주는 역할을 한다. 간장의 활동을 돕고 간염과 황달에도 효과가 있다. 해독과 소염 작용을 해 목에 염증이 생겼을 때 먹으면 염증을 가라앉힌다. 또한 칼슘 성분이 많이 함유되어 있어 성장기 아이나 뼈가 약한 사람에게 좋다.
 독특한 향이 있고 씹는 맛이 좋아 요리 재료로 많이 쓰이는데, 특히 국을 끓이면 국물 맛이 좋다.
 소화를 돕는 무순은 맛이 좋고 재배도 쉬워 예부터 요리에 많이 이용되었다. 일본과 중국 요리에 많이 쓰이는데, 특히 돼지고기 요리와 궁합이 잘 맞는다. 비타민이 풍부하고 소화를 돕는 작용을 해 된장으로 양념해 무치거나 토란조림, 스테이크 등에 곁들이면 좋다.

항산화 물질이 풍부한 알팔파싹

우리 나라에서는 낯설지만 서양에서 매우 인기 있는 콩과 다년생 초본이다. 콜레스테롤을 낮추는 효과가 있어 아르기닌, 리진, 스레오닌 등 항산화 물질과 비타민 A, K, U 등 몸에 좋지만 평소 섭취하기 힘든 영양소가 풍부하며 에스트로겐이 들어있어 갱년기 여성들에게 좋다.

육류요리와 함께 먹으면 좋다. 식이섬유가 많아 장 건강에 좋고 피부미용과 다이어트에도 효과가 있다.

변비 치료에 효과적인 배추싹

시스틴이라는 아미노산이 포함되어 있어 피로회복에 도움을 준다. 비타민 C와 소다, 염소, 유산 등이 함유되어 있어 위장을 건강하게 하고 머리를 맑게 해준다. 열을 내리고 갈증을 덜어주어 여름철에 특히 좋은 식품이다. 배변을 원활하게 해 변비를 치료하는 효과도 있다.

어느 음식에나 잘 어울리기 때문에 생즙이나 샐러드, 비빔밥, 냉면, 국수, 김밥 등에 다양하게 활용할 수 있다.

노화방지, 피부미용에 좋은 양배추싹

배추싹과 비슷하지만 잎이 두껍고 털이 없으며 흰빛이 돈다. 비타민 A, B, C, K가 들어있고 칼슘과 황, 염소, 셀레늄이 풍부하다. 황과 염소는 위와 창자를 청소하는 역할을 하며 셀레늄은 노화방지, 피부미용, 정력 강화에 효과가 있다. 맛이 순해서 샐러드로 만들면 좋다.

배추싹처럼 김밥, 비빔밥, 냉면, 국수 등에 다양하게 이용할 수 있다.

비타민이 풍부한 다채싹

비타민이라는 별칭으로 불릴 만큼 각종 비타민이 풍부하게 들어 있다. 맛은 담백하고 떫은 편이며 시금치보다 2배 많은 카로틴이 함유되어 있어 비타민 A 부족으로 생기는 야맹증을 예방한다.

국, 무침, 조림, 볶음 등 어떤 요리에도 잘 어울리며 어패류나 고기 요리에 넣으면 맛이 더 좋아진다.

철분과 칼슘이 풍부한 설채싹

비타민 A를 이루는 카로틴이 많이 들어 있으며 피부를 보호하는 비타민 B군과 철분, 칼슘이 풍부하게 함유되어 있어 갱년기 여성들에게 특히 좋다. 단단해 보이는 생김새와 달리 부드럽게 씹히며 단맛이 난다.

어떤 요리에도 잘 어울리지만 데치는 요리나 볶는 요리에 이용하면 맛있다.

당뇨에 효과적인 완두싹

중국에서는 옛날부터 고급 건강채소로 분류돼 궁중요리에 빠지지 않고 등장한 재료다. 과거엔 완두콩 싹을 틔워 10cm 정도 자라면 잎을 따서 먹었으나 요즘은 더 어릴 때 잘라 먹는다. 비타민 B, C 등이 풍부하고 인, 철, 칼슘, 식이섬유가 많이 들어있다. 당뇨에 효과가 있으며 정력 강화에도 좋다.

생으로 먹어도 맛이 좋고, 햄버거, 샐러드, 볶음 요리에도 잘 어울린다.

콜레스테롤을 낮추는 메밀싹

메밀의 싹을 틔워 콩나물이나 숙주나물처럼 재배한다. 아스파틴산, 글루탐산, 라이신 등 항산화 물질이 다른 곡물이나 채소류에 비해 월등히 많이 들어있다. 풍부한 루틴이 콜레스테롤을 낮추는 작용을 해 각종 혈관 질환에 효과가 있으며 비만과 고혈압에도 좋다.

고기와 함께 먹으면 소화를 돕는다. 나물무침이나 국거리, 샐러드용으로 알맞다.

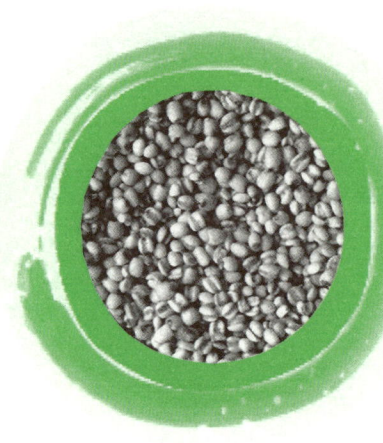

율무에는 항암효과인 β-모노올레인이 쌀, 보리, 밀보다 20배가 더 들어있다

율무

    율무를 다른 말로 율무쌀이라고도 하는데, 예로부터 허약 체질의 보양식으로 율무죽이나 율무차 등을 만들어 먹었다.

    율무의 한의학적 약리효과는 해열, 진정, 진통, 암세포 억제 등을 비롯해 비와 폐의 기허를 보하고, 무사마귀를 치료한다. 또한 피부건강, 여드름, 기미 등도 치료한다.

    율무는 당질 64.9%, 단백질 15.1%, 지질 6.4%, 섬유소 2.8%, 회분 2.0%, 수분 8.8% 등을 비롯해 칼슘도 147mg/100g이 함유되어 있다.

    율무의 약리학적에서 코익솔은 경련방지, 혈압 강하, 체온 하강, 장관운동 억제, 진정, 진통, 해열작용을 한다. 코익산 A, B, C와 함께 율무 다당류는 혈당을 감소시키고, 6-벤조사지노이드는 항염증작용을 한다.

    아세톤 추출액인 코익세노라이드는 주요 항암활성 물질로 쥐의 복수암 생성실험에서 억제현상을 보였다. 또한 α-모노리놀레인도 종양생성을 억제하는 효과가 있었다.

곡류 중 현미, 수수, 기장, 조 역시 암예방에 효과가 있다고 하지만, 쌀, 보리, 밀, 율무 등을 각각 이용한 실험에서 결장암세포와 골육암세포에서 율무가 2~20배 정도의 항암효과가 있었다.

이에 따라 밥이나 콩을 넣은 현미밥에 율무를 첨가해서 먹으면 효능이 배가 된다는 사실을 잊지 말아야 한다.

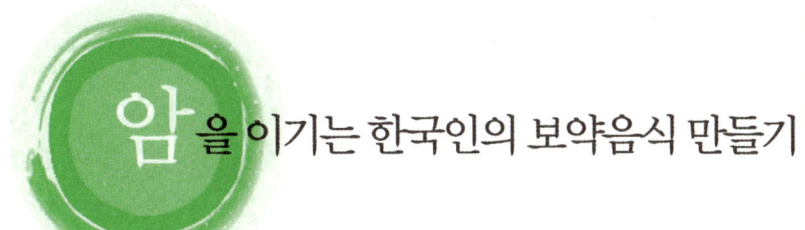

율무차

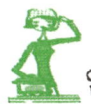 암을 이기는 보약음식 만들기

1. 율무 20~25g을 600ml의 물과 함께 차관에 넣고 보리차 끓이듯이 약한 불로 끓인다.
2. 껍질을 벗긴 율무를 재료로 쓸 때에는 10~15g 정도를 사용하는 것이 적당하다(껍질 벗긴 율무도 볶아서 사용한다).
3. 율무를 천으로 만든 자루에 넣어 끓이거나 포장된 율무차를 사용하면 편리하다.

셀레늄은 노인 건강과 암예방에 효과적인 물질이다.

셀레늄

　셀레늄은 원소기호 34번으로 유황과 같은 주기율에 속하며, 작용은 유황과 비슷하지만 활성도가 높고 항산화, 항암, 면역증강 작용이 뛰어나다.
　더구나 생식기능 증강, 중금속 독성 등을 제거하고 에이즈, 사스의 바이러스 증식과 변종으로 나타나는 질병 예방을 비롯해 고혈압, 당뇨병 등에도 효능이 있다.
　인체의 활성산소는 노화, 암, 동맥경화, 관절염, 당뇨, 치매 등 원인이 된다. 다시 말해 나이가 먹을수록 활성산소에 대한 면역능력이 떨어지기 때문에 질병에 걸릴 확률이 높다. 이에 따라 셀레늄을 섭취하면 면역기능이 향상되어 건강에 도움을 준다.
　셀레늄의 성분은 항산화 효과가 뛰어난 글루타치온 프록시다제, 티오리독신 등이다. 1996년 12월 미국 클라크 박사는 셀레늄 식이요법을 통해 노인의 전체 암 발생률이 37%나 감소했고, 암

사망률 또한 49%가 줄었다고 발표했다.

최근 들어 셀레늄은 변이된 유전자를 지닌 암세포의 사멸을 유도해 암발생을 억제하고, 암의 전이를 막아준다는 보고도 있다.

암 환자에 셀레늄을 투여해 혈중 셀레늄 농도를 높여주면 화학요법과 방사선 요법 등의 부작용이 줄어들면서 암의 치료효과를 높인다는 연구결과도 있었다.

셀레늄의 역할은 대식세포의 활동을 증가시켜 세균을 죽이면서 B임파구에서 다량의 항체를 생산하고, 세포독성 T세포와 백혈구의 일종인 내츄럴 킬러 세포를 증가시켜 암세포를 죽인다. 셀레늄의 섭취는 곡류, 채소, 육류, 어패류 등에서 취할 수 있는데, 이중에서 70~80%가 곡류와 채소에서 얻어진다.

셀레늄 축적은 토양에 따라 다르겠지만 채소 중 마늘과 브로콜리가 가장 높다. 최근 들어 우리나라에서도 셀레늄 마늘, 셀레늄 쌀, 셀레늄 고구마, 셀레늄 버섯, 셀레늄 포도, 셀레늄 딸기 등을 재배하고 있다.

그렇지만 지금까지 셀레늄이 독성물질로 알려져 있기 때문에 함량을 표시할 수 없고, 재배기술 역시 체계화되지 못한 단점이 있다.

어떤 음식에 셀레늄이 들어 있는가?

세계의 대부분의 나라에서 식물성 식품이 셀레늄의 주된 공급원이다. 지역의 토양에 따라 들어 있는 셀레늄의 양이 다른데, 그 양에 따라 흙에서 자라는 식물성 식품에 포함된 셀레늄의 양이 영향을 받는다.

연구에 의하면 네브라스카주 북부와 다코타주 고원지역의 흙에는 매우 많은 양의 셀레늄이 포함되어 있다. 이 지역에 사는 대부분의 사람들은 미국에서 가장 많은 양의 셀레늄을 섭취한다. 그러나 중국과 러시아의 일부 지역의 흙에는 아주 적은 양의 셀레늄이 포함되어 있어 이 지역에서는 식사를 통한 셀레늄 부족이 자주 보고 되고 있다.

셀레늄은 육류와 해산물에도 있다. 셀레늄이 풍부한 땅에서 자란 곡식이나 풀을 먹는 동물의 근육에 셀레늄이 더 많다. 미국에서는 고기와 빵이 셀레늄의 주 공급원이다. 몇 가지 견과류, 특히 브라질산 견과류와 호두에도 역시 좋은 셀레늄 공급원이다.

셀레늄을 너무 많이 섭취했을 때 건강에 미치는 해악

셀레늄이 너무 많으면 상당한 위험성이 있다. 피 속에 셀레늄이 너무 많으면 셀레늄증이라고 부르는 상태가 된다. 증상으로 위장장애, 탈모, 손톱의 흰 반점, 그리고 가벼운 신경손상이 나타난다.

미국에서는 셀레늄 중독이 드물고 산업재해나 영양제를 만들 때 셀레늄이 너무 많이 들어가서 생기는 제조상의 잘못과 관련된 소수의 경우가 보고되고 있다.

의학회에서는 셀레늄증이 생길 위험을 막기 위해 성인의 하루 섭취 상한을 400 마이크로그램으로 정했다. 섭취상한이란 일반적인 사람들의 거의 대부분에서 건강상의 해악을 끼칠 가능성이 없는 최대 섭취량을 말한다.

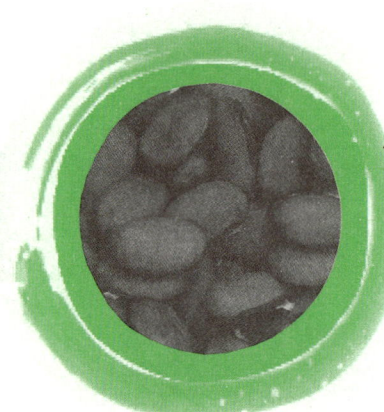

다양한 암세포에 대한 항암작용이 뛰어나다

작두콩

다시 말해 작두콩은 특정한 암에만 효능이 있는 것이 아니라 5종류의 암에 효능이 있는 것으로 밝혀졌다.

건조시킨 작두콩 성분은 100g을 기준으로 수분 14.9%, 단백질 27.1g, 지방 0.6g, 탄수화물 53.8g, 섬유질 11.6g, 회분 3.6g, 칼슘 97.9g, 마그네슘 70mg, 구리 0.5g, 아연 2mg, 망간 1mg 등이다.

또한 다른 콩에는 들어있지 않는 비타민 A, B, C도 많은데, 이중 비타민 B는 다른 콩보다 4~5배가 더 많다. 더구나 콘카나발린 A라는 단백질은 해독작용, 항종양, 변형세포의 분열 억제작용, 독성억제작용 등으로 관장한다. 비타민 B3인 나이아신은 혈액순환촉진, 혈압강화효과, 콜레스테롤 저감효과 등이 있다.

암은 치료보다 발병을 억제하는 정신적, 식이적 예방법을 사전에 인지하여 대처해야 한다.

그렇기 때문에 채소, 곡류, 과실 등을 섭취할 때 균형있게 먹어야 건강한 삶을 누릴 수가 있다. 한마디로 육식은 가능한 피해야 한다.

작두콩 추출물에서 나온 IC50은 암세포의 50%를 죽일 수 있는 효능을 가지고 있기 때문에 한국 성인 남성의 간암 예방치료에 매우 좋다.

    섭취방법은 현미나 보리밥에 넣어 혼식하면 다양한 암을 예방할 수 있다.

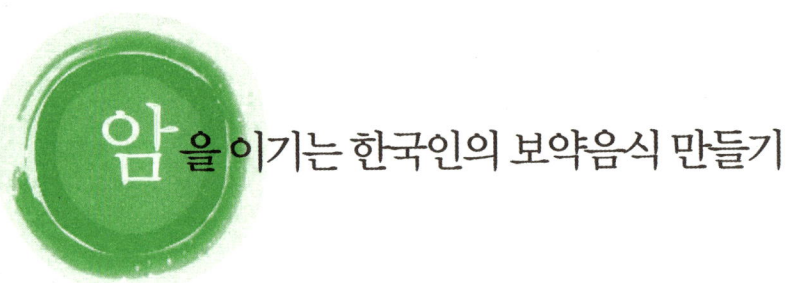
을 이기는 한국인의 보약음식 만들기

작두콩 차

암을 이기는 보약음식 만들기

1. 작두콩 30알 정도를 약한 불로 10분간 볶는다.
2. 구수한 향이 나고 색이 나면 된다.
3. 물 1리터에 볶은 작두콩을 넣고 약한 불로 서서히 가열해서 물을 한 대접 양으로 줄인다.

작두콩 대추차

암을 이기는 보약음식 궁합재료
작두콩 20알, 대추 5알

암을 이기는 보약음식 만들기

1. 물 1리터에 넣고 약 2시간 동안 아주 약한 불로 달인다.
2. 물이 일반 컵으로 3잔 나오도록 달이면 된다.
3. 완성된 차는 차게 보관하고 따뜻하게 마시면 좋다.

잡곡밥 짓기

암을 이기는 보약음식 궁합재료

쌀 2컵, 현미 1/2컵, 수수 1/4컵, 차조 1/4컵, 검은콩(서리태)+작두콩 1/4컵, 물 3½컵

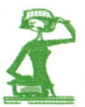

암을 이기는 보약음식 만들기

1. 쌀을 씻어 30분 정도 물에 불린 후 체에 받쳐 물기를 뺀다.
2. 현미는 씻은 뒤 3시간 정도 물에 불리고 체에 받쳐 물기를 뺀다.
3. 검은콩과 작두콩은 잡티를 골라내고 씻어 하루 저녁 정도 물에 불린 다음 체에 받쳐 물기를 뺀다.
4. 수수는 여러 번 박박 주물러 씻은 뒤 붉은 물을 우려낸다.
5. 차조는 낱알이 작으므로 씻겨나가지 않도록 조심하며 씻어 건진다.
6. 냄비에 쌀과 차조를 뺀 잡곡을 안치고 센불에서 끓인다.
7. 밥물이 끓어오르면 차조를 얹고 중불에서 끓인다.
8. 쌀알이 잘 익어 퍼지면 불을 약하게 줄이고 보통 밥보다 더 충분히 뜸을 들인다.

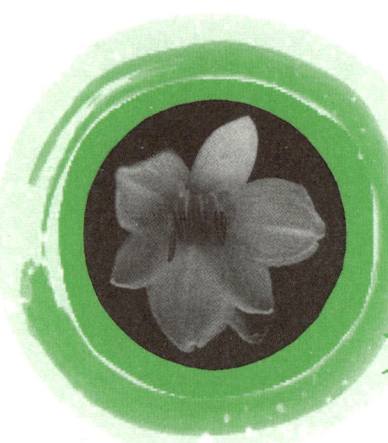

원추리의 안트라퀴논 성분은 종양세포의 분화를 강하게 억제한다

원추리

    원추리는 넘나물, 또는 넓나물이라고도 부른다.
    시름을 잊게 해준다는 뜻인 훤초(萱草), 또는 망우초(忘憂草)라고도 부르는 한방에서 쓰는 약재이나 이른 봄에 나물로 먹는 풍습이 있었고, 가난한 옛시절에는 구황식으로도 쓰여진 식물이다.
    어린 순을 따다 살짝 데쳐서 고추장에 무친 나물을 훤채(萱菜)라고 하며, 이외에 국거리나 튀김 요리로 쓰기도 하고 기름에 볶아 먹기도 하며, 밥을 지을 때 함께 넣고 지어 색반(色飯)을 짓기도 하였으며, 요즘은 샐러드로도 이용한다.
    원추리의 뿌리는 자양강장제로도 쓰이고 녹말을 추출해 쌀이나 보리 등과 섞어서 떡으로 먹기도 한다. 또 꽃술을 제거한 것을 밥을 지을 때 넣으면 밥이 노랗게 물들고 독특한 향기가 난다.
    원추리의 효능은 마음을 진정시켜 주기 때문에 스트레스나 우울증을 치료하는 약초로도 유명하지만, 민간요법으로 폐결핵, 빈혈, 황달, 변비, 소변 불통 등의 치료제로도 사용되었다.

더구나 뿌리 달인 물은 결핵치료, 이뇨작용, 항염증작용, 지혈작용, 해독작용에도 뛰어난 효과가 있다. 또한 『본초습유』에 보면 '원추리 뿌리는 결석을 다스리고 수기를 내리며, 숙취를 제거한다', 『본초연의』에는 '뿌리 생즙을 마시면 코피가 멎고 열을 내려준다', 『본초강목』에는 '뿌리는 유선염도 효과가 있다' 등으로 기록되어 있다.

식욕감퇴로 영향 섭취의 불균형이나 겨울철에 부족했던 영양소가 필요할 때 신선한 봄나물을 먹으면 암예방이나 건강을 지킬 수가 있다.

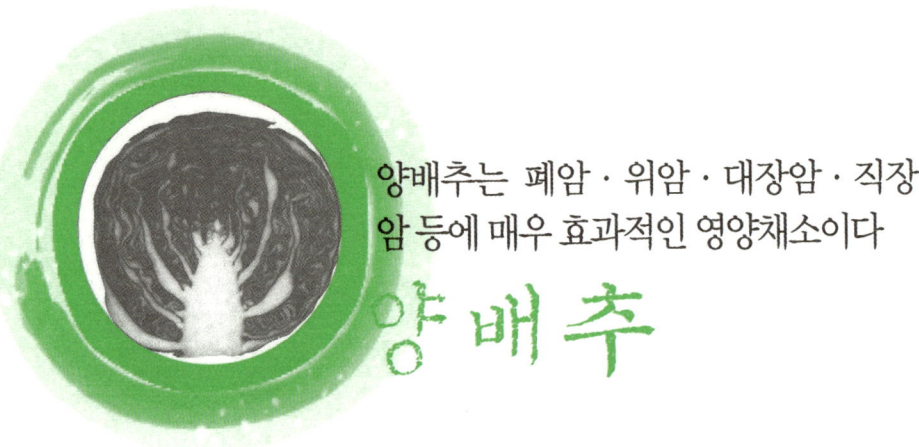

양배추는 폐암·위암·대장암·직장암 등에 매우 효과적인 영양채소이다

양배추

양배추를 서구에서는 3대 장수식품 중의 하나로 주목 받고 있다. 양배추는 수분이 90.6%이며, 성분은 100g당 당질 7.3g, 단백질 1.5g, 지방 0.2g, 섬유 0.8g, 회분 0.6g, 칼슘 38mg, 인 16mg, 철분 0.4mg, 비타민C 29mg 등이다. 또한 비타민 B1, B2, U도 들어있다.

이밖에 글루코시놀레이트가 있는데, 이 물질은 소화과정 중 장내세균에서 분비되는 미로시나제에 의해 가수분해 되어 아이소사이오시아네이트(ITC), 인돌-3-카비놀(I3C), 아릴 시아나이드, 설포라판 등을 생성한다.

ITC는 다단계 발암과정의 전 단계에 걸쳐 암예방에 효과가 있으며, 이와 함께 설포라판에 의한 항산화 효소의 발현 유도는 유전자 변형을 막아준다.

뉴멕시코 대학 연구진은 양배추를 날것, 짧은 시간에 가열한 것, 소금에 절인 것을 1주일에 세 번 이상 섭취한 사람은 1주일에 1.5번이나 그 이하로 섭취한 사람보다 무려 72%가 유방암 발생률이 줄어들었다고 했다.

  양배추는 스튜나 볶음요리의 부재료로 이용하지만, 날것으로 섭취하기도 한다. 양배추의 섭취방법은 다양하지만, 그 중에서 김치, 초절임, 샐러드, 즙, 쌈 등으로 널리 이용되고 있다.

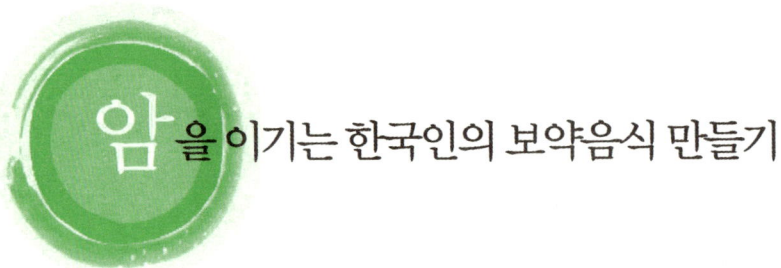

암을 이기는 한국인의 보약음식 만들기

양배추 소시지 볶음 샐러드

암을 이기는 보약음식 궁합재료
양배추 500g, 비엔나 소시지 50g, 마늘 1쪽, 닭고기 브이용(고형 수프) 1개, 양겨자 2큰술, 올리브 오일, 소금, 후춧가루

암을 이기는 보약음식 만들기

1. 양배추를 가늘게 채 썬 다음 끓는 물에 살짝 데쳐 망에 담아서 물기를 뺀다.
2. 소시지는 비닐을 벗겨낸 다음 3mm 두께로 동글게 썬다. 팬을 달군 다음 식용유 4큰술을 두르고 다진 마늘, 고형 수프와 동글게 썬 소시지를 넣어서 볶는다.
3. 볶은 소시지에 양배추를 넣어서 소금, 후춧 가루를 넣고 센불에서 얼른 볶아낸다.
4. 불에서 내린 다음 뜨거울 때 레몬즙 또는 와인식초 3큰술과 양겨자를 넣고 고루 섞는다. 밑반찬처럼 냉장고에 두고 고기 음식을 먹을 때 함께 먹으면 잘 어울린다.

오코노미야키

암을 이기는 보약음식 궁합재료

양배추 1/4통, 양파 1개, 숙주 40g, 대파 반 뿌리, 오징어 50g, 달걀 1개, 베이컨 30g, 밀가루 1컵
소스 – 우스터 소스 2큰술, 돈가스 소스 1큰술, 마요네즈 2큰술, 토마토 케첩 반 큰술

암을 이기는 보약음식 만들기

1. 양배추의 두꺼운 줄기를 저며 내고 최대한 가늘게 채 썬다.
2. 양파도 가늘게 채 썰고, 대파도 얇게 썰어둔다.
3. 숙주는 살짝 데쳐서 가늘게 썰어둔다.
4. 오징어는 껍질을 제거하고 가늘게 채 썰어 준비하고 다리도 송송썰어둔다.
5. 베이컨은 작게 썰어 살짝 볶아둔다.
6. 큰 볼 위의 재료가 엉길 정도로 반죽한다. 약간의 소금과 후추를 넣어 밑간을 한다.
7. 분량의 소스 재료를 함께 섞는다.
8. 팬에 기름을 두르고 반죽을 한 국자씩 떠 놓고 앞뒤로 노릇하게 지진다.
9. 노릇하게 지진 오코노미야키의 한쪽에 소스를 살짝 발라낸다.

쇠고기 양배추볶음

암을 이기는 보약음식 궁합재료

쇠고기 200g, 양배추 4잎, 피망 1개, 대파 1개, 마늘 2쪽, 굴 소스 2큰술, 청주 1큰술, 간장 1큰술, 후추, 참기름 약간씩

암을 이기는 보약음식 만들기

1. 쇠고기는 도톰하게 한 입 크기로 썰고 양배추는 깨끗이 손질해 큼직큼직하게 썬다.
2. 피망은 씨를 빼고 한 입 크기로 썰고 대파는 4cm 길이로 썰고 마늘은 얇게 저민다.
3. 달궈진 팬에 기름을 두르고 파, 마늘을 넣고 향을 낸 다음 쇠고기를 넣어 같이 볶는다.
4. 쇠고기가 적당히 익어갈 때 양배추와 피망을 넣고 함께 센 불에서 살짝 볶는다.
5. 팬에 굴 소스와 간장, 청주, 참기름을 넣고 맛이 어우러지도록 볶아낸다.

양배추 겉절이

암을 이기는 보약음식 궁합재료

양배추 120g, 실파 3뿌리, 고춧가루 2큰술, 설탕 1큰술, 식초 1큰술, 다진 마늘 1큰술, 통깨 1큰술, 소금 약간

 암을 이기는 보약음식 만들기

1. 양배추는 손질하여 한 잎씩 떼어 씻은 후 한 입 크기로 썰어 얼음물에 잠시 담갔다가 건진 다음 소금을 약간 뿌려 살짝 절인다.
2. 실파는 3cm 길이로 썰고 마늘은 다진다.
3. 고춧가루에 물 1큰술을 넣어 갠 후 다진 마늘, 설탕, 식초를 넣어 양념을 만든다.
4. ①의 양배추에 양념을 넣어 버무린 후 소금으로 간을 맞추고 실파

와 통깨를 넣어 한번 더 버무린다.

양배추국

암을 이기는 보약음식 궁합재료

양배추 100g, 모시조개 8개, 된장 2큰술, 다진 마늘 반 큰술, 쪽파 1뿌리, 다시마 물(물 4컵, 다시마 10cm, 국멸치 8개)

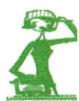

암을 이기는 보약음식 만들기

1. 양배추는 깨끗이 손질하여 두꺼운 부분을 도려내고 가늘게 채 썬다.
2. 모시조개는 껍질을 깨끗이 씻고 소금물에 담가 해감시킨다.
3. 냄비에 물을 붓고 다시마와 국멸치를 넣어 끓인다. 국물이 끓으면 다시마와 멸치는 건진다.
4. 냄비에 다시마물을 넣어 끓이다가 된장을 풀어서 다시 한 번 끓인 다음, 양배추, 모시조개를 넣고 다진 마늘을 넣어 끓인다.
5. 국이 다 끓으면 그릇에 담고 송송 썬 실파를 얹는다.

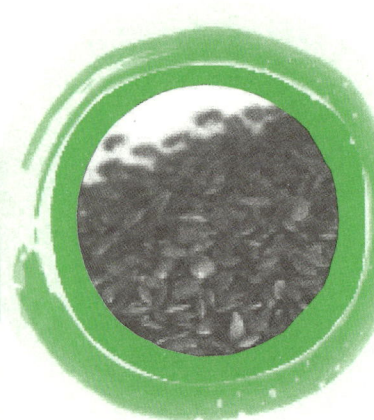

유방암, 전립선암, 대장암 예방에 뛰어난 효능이 있다
아마씨

아마씨의 성분은 지방 41%, 단백질 20%, 섬유소 28% 등이 많고 이밖에 알파리놀렌산, 리그난, 수용성 섬유소 등도 들어있다. 알파리놀렌산은 동맥경화증, 류머티즘 관절염 등 염증성 질환을 예방해 준다.

식품을 조리할 때 사용하는 옥수수유와 대두유는 전체 지방산 중 알에파리놀렌산 함량이 각각 1%와 8%이지만 아마씨유는 전체 지방산의 57%이다.

또한 아마씨는 대장 박테리아에 의해 호르몬 유사체인 포유류 리그난으로 전환되는 리그난 전구체의 함량이 다른 채소, 과일, 두류, 곡식류, 종자류 등보다 75~80배가 많다. 이 물질들은 유방암, 전립선암, 대장암 등을 예방하는데 효과가 있다.

리그난은 여성호르몬인 에스트로겐과 유사해 세포막에서 에스트로겐 수용체와 결합하는 성질이 있다. 폐경 전 여성처럼 내인성 에스트로겐의 혈중농도가 정상일 때는 리그난이 에스트로겐 수용체와 결합해 내인성 에스트로겐의 작용을 저해하기 때문에 에스트로겐 길항제 작용을 하게 된다.

따라서 내인성 에스트로겐은 유방암 발생 인자인데, 아마씨는 과도한 에스트로겐노출에 의한 유방암을 억제해 준다. 전립선암 역시 호르몬 수준과 연관된 암이기 때문에 남성호르몬인 테스토스테론과 그 대사체에 영향을 받는다.

임상시험 초기결과 수술을 대기하고 있는 전립선암 환자들이 저지방 식사와 함께 30g의 아마씨를 먹었을 때 아마씨를 먹지 않는 환자들보다 암 세포의 성장이 억제되었다.

섭취 권장량은 심장순환기계 질환 예방지표를 이용한 임상시험에 근거해 하루에 약 25g 정도가 적당하다.

아마씨는 필수지방산과 마그네슘, 칼륨 및 섬유질이 많고, 비타민 B군과 단백질, 그리고 아연이 풍부한 식품이면서 포화지방산과 칼로리가 적고 콜레스테롤을 함유하지 않다는 점이 특징이다.

또한 아마씨에는 다른 식품들보다 약 100배 이상의 리그난(lignan)이라는 영양성분이 들어있다. 장에 충분한 정상 세균총(유산균과 같은)이 있을 때 특정 리그난이 강력한 항암물질로 전환될 수 있다고 한다.

특히 아마씨에는 식물성 오메가-3가 풍부하게 들어있어서 심장과 건강한 콜레스테롤 비율을 유지시켜 주는 기능이 있다.

아마씨는 여성의 폐경기 증상을 감소시키는데 많은 도움이 되는 것으로 알려져 있다. 또한 안면홍조, 유방통, 불규칙한 생리주기와 기타의 생리 전 증후군이나 폐경기 증상들을 경감시키는 우수한 천연 수단이기도 한다. 이 외에도 아마씨에 들어 있는 리그난은 머릿결을 좋게 하고, 여드름을 감소시키며, 남성의 전립선을 건강하게 유지시켜 주는 도움도 있다.

아마씨는 씨앗을 사서 직접 가루로 만들 수 있다. 가장 신선함을 유지할 수 있기 때문에 선호되는 방법이지만, 우리 나라에서는 실천하기 어려운 예이다. 그 대신 몇 종류의 아마씨 분말이 국내에서도 판매되고 있다. 그 외에 아마씨 기름도 있지만 추천하지는 않는다. 아마씨 기름은 관리에 소홀하면 쉽게 고약한 냄새가 나게 되고 리그난도 거의 함유하지 않게 되기 때문이다. 물론 아마씨 자체도 햇빛을 피하고 차광용기에 담아 냉장고에 잘 보관하지 않으면 고약한 냄새가 나게 될 수 있다.

아마씨 분말은 맛이 좋고 물이나 과일 또는 식물즙과 혼합해서 먹을 수 있으며 셀러드, 스프, 요구르트, 시리얼 및 대부분의 요리에 첨가해서 먹을 수 있다.

아마씨는 약처럼 규칙적으로 먹으려고 노력하기보다는 하루에 1~2 테이블 스푼 정도를 모든 음식에 뿌려서 먹는 것이 좋다. 한 가지 아마씨는 식이섬유가 많기 때문에 먹을 때 물을 많이 마시는 것이 좋다.

　마지막으로 아마씨는 익히거나 튀기는 등 열을 가하지 않고 생것 그대로 섭취하는 것이 가장 좋다. 열을 가하게 되면 아마씨에 풍부하게 들어 있는 좋은 영양분 거의가 없어지기 때문이다.

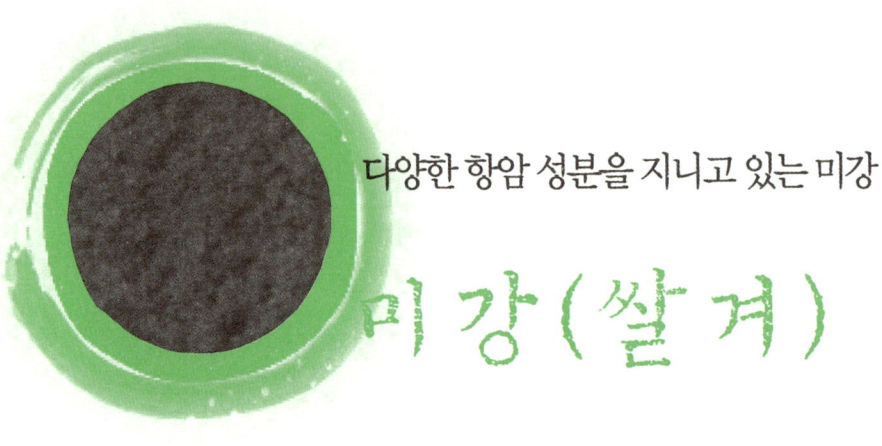

다양한 항암 성분을 지니고 있는 미강

미강 (쌀겨)

　미강은 현미에서 백미로 도정하는 과정에서 생기는 쌀눈과 쌀겨로 이루어진 속껍질 가루로 현미의 8%이다. 미강은 도정과정 중에 나오는 부산물로 연간 40만t이 생산된다. 하지만 필요 없는 것으로 생각되어 미강유나 사료의 재료로 소량만 사용되고 나머지는 폐기 처분되고 있다.

　미강의 구성요소는 지방, 단백질, 식이섬유가 대부분이고, 나머지는 비타민 A, 티아민, 피리독신, 니아신 등의 비타민 B군, 칼슘, 아연, 철분 등의 미네랄이다.

　이밖에 곡류에 부족한 필수아미노산인 리신이 다량 함유되어 있고, 구성 지방산의 70% 이상이 올레인산, 리놀레산, 리놀렌산 등의 불포화지방산이 들어있다.

　미강유로 정제하는 과정에서 다양한 생리활서 물질인 오리자놀, 토코페롤, 레시틴 등이 나온다. 이중에서 오리자놀은 페룰산과 스테롤류와 알코올류가 결합된 화합물인데, 갱년기 장애와 자율신경 실조증 등에 효과가 있다. 더구나 토코페롤, 레시틴과 함께 항산화 활성이 높기 때문에 활성산소로 인한 암발생을 감소시켜 준다.

또한 피탄산이 9.5~14.5%가 함유되어 있는데, 이것은 암세포의 이상 증식을 억제시켜 항암 효과도 있다. 미강추출물의 섭취는 고혈압의 치료와 예방에 효과가 있다.

이처럼 미강은 다양한 생리활성 물질을 가지고 있기 때문에 암과 여러 가지 질병에 대한 예방 및 치료에 효과가 있다.

쌀겨 보관법

쌀겨는 습기를 잘 흡수한다. 따라서 변질이 되거나 영양분이 잘 손실되기 때문에 쌀겨를 보관할 때는 습기에 유의해야 한다. 깨끗한 병에 넣고 밀봉 보관을 한 다음 사용한다. 되도록이면 2주간에 모두 사용하도록 한다. 쌀겨를 식품으로 사용할 때는 모두 프라이팬에 살짝 볶아서 식힌 다음 사용한다. 그래야 변질을 예방할 수 있다.

쌀겨와 멸치를 함께 복용하면 아토피성 피부염이 치료된다.

아토피성 피부염에 걸리면 가려워서 밤잠을 설치게 된다. 학생들의 경우에는 제대로 공부를 할 수 없을 정도다. 아토피성 피부염은 체질적인 것이 원인이라지만 스트레스도 원인이 될 수 있다. 특히 수험생들에게서 많이 나타난다. 이처럼 아토피성 피부염으로 고생하는 사람에게 멸치와 쌀겨를 같은 양으로 섞어서 하루에 70~80g 씩 먹을 것을 권한다.

쌀겨에는 비타민 A, 비타민 B군, 비타민 E, 리놀산, 효소 등 건강을 유지하는 데 필요한 영양소가 많이 함유되어 있다. 멸치 역시 칼슘과 단백질, 비타민 D 등 필요한 성분들이 완비된 식품이어서 아토피성 피부염에 효과가 있다. 이 방법은 신진 대사를 촉진시켜 혈액 속에 있는 노폐물을 제거하여 아토피성 피부염을 치료하는 데 효과가 있다.

쌀겨가루 만들기1

① 쌀겨를 프라이팬에 살짝 볶아 식힌다.

② 멸치는 햇볕에 말려(비타민D가 강화된다)가루를 낸다.

③ 이 두 가지를 꿀에 버무려서 녹두알 만한 크기로 빚어 두었다가 식후에 30알 정도씩 복용한다.

④ 또한 사탕만한 크기로 빚었다가 간식으로 3~5개씩 먹는 방법도 좋다. 간식으로 먹을 경우 피로감이 없어지고 신경 안정 효과도 있다. 또한 몸이 가벼워져서 매사에 의욕적인 활동을 할 수 있다.

쌀겨가루 만들기2

① 쌀겨를 프라이팬에 살짝 볶는다. 구수한 냄새가 나며 갈색이 되면 다 볶아진 것이다.

② 멸치는 햇볕에 한나절 정도 말린 다음, 내장을 떼어내고 가루를 낸다.

③ 두 가지를 같은 양으로 섞어 병에 넣어 냉장고에 보관한다.

④ 하루에 찻술로 3술 정도 우유나 물과 함께 먹는다. 된장국이나 찌개에 넣어 먹어도 좋다.

암을 이기는 한국인의 보약음식 만들기

쌀겨 닭고기 튀김

암을 이기는 보약음식 궁합재료

다진 닭고기 150g, 쌀겨 30g, 달걀 노른자 1개, 청주 1/2큰술, 소금 약간, 간장 1/4작은술, 튀김기름

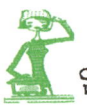

암을 이기는 보약음식 만들기

1. 위의 재료를 모두 섞어 으깬다.
2. 튀김기름을 섭씨 170도 정도로 높여, ①의 재료를 숟가락으로 떠서 끓는 기름 속에 넣고 알맞게 튀긴다.
3. 기름기를 뺀 다음 레몬 즙을 끼얹어 먹으면 좋다.

돼지고기와 우엉 된장 조림

암을 이기는 보약음식 궁합재료

우엉 100g, 돼지고기(사태살을 얇게 선 것) 70g, 다시마, 멸치국물 3/4컵, 진간장 1.5큰술, 청주 1큰술, 맛내기술 1큰술, 쌀겨 30g, 파래김 1장

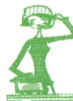

암을 이기는 보약음식 만들기

1. 잘 씻어 삶은 우엉을 칼자루로 두들긴 다음 4.5cm 길이로 썬다. 돼지고기는 한 입 크기로 썰어 놓는다.
2. 국물에 청주, 맛내기 술을 넣고 우엉이 부드러워질 때까지 조린다.
3. 돼지고기, 된장, 쌀겨를 넣어 국물이 없어질 때까지 조린다.
4. 접시에 놓은 다음 살짝 구운 파래김을 가루 내어 뿌려 먹는다. 파래김을 뿌리면 풍미가 높아져 쌀겨 특유의 냄새를 없앨 수 있다.
5. 이밖에 고등어, 멸치, 꽁치 등의 조림에 도 쌀겨를 첨가하면 재료들이 가지고 있는 영양분의 상승효과를 기대할 수 있다.

쌀겨 찐빵

암을 이기는 보약음식 궁합재료

소맥분 150g, 베이킹 파우더 1큰술, 달걀2개, 흑설탕 80g, 우유 4큰술, 샐러드유 3큰술, 건포도 100g, 쌀겨 50g

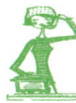

암을 이기는 보약음식 만들기

1. 소맥분을 체에 친 다음 쌀겨를 섞는다.
2. 흑설탕은 우유에 섞어 끓이면서 녹인다.
3. 달걀은 가볍게 거품을 낸다. ②에 샐러드유를 넣고 ①을 섞어 건포도를 넣는다.
4. 찜통에 천을 깔고 강한 불로 15분 정도 쪄낸다.
5. 나무젓가락을 찔러 보아 가루가 묻어나지 않으면 완전히 익힌 상태이다.

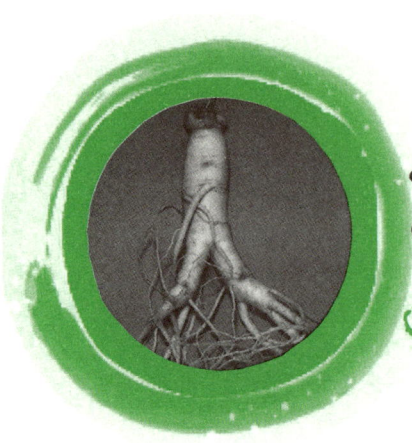

암세포 증식억제, 암환자 체중감소, 식욕감퇴 억제, 면역기능 증진에 효과가 있다

인삼

인삼은 스트레스, 피로, 우울증, 심부전, 동맥경화, 빈혈, 당뇨, 궤양 등을 비롯해 피부건강과 건조를 막아주는 효능을 가지고 있다.

인삼의 성분은 비타민B 복합체, 비타민C, 엽산, 나이아신, 아스콜빈산, 비오틴, 판토텐산, 리보플라빈 등이다. 특히 사포닌은 항 피로, 혈당치 강하, 용혈작용, 성기능 강화, 면역, 항암 등에 효능이 좋다. 사포닌은 진세노사이드라는 명칭으로 불리고 있으며, 이것은 다른 식물계에는 거의 존재하지 않는 특효성분이다.

특히 내분비계, 면역계, 대사계, 체내 조절계를 도와 몸이 건강해지도록 도와준다. 이밖에 폴리아세틸렌과 산성 다당체 등의 유효성분도 들어 있어 암세포 증식억제, 암환자 체중감소, 식욕감퇴 억제, 면역기능 증진에도 효과가 있다.

인삼을 효과적으로 먹는 방법

　인삼은 냉장고에 넣어두면 생물이라 보존기간이 길지 않기 때문에 바로 깨끗하게 씻은 다음

1. 밥을 할 때 같이 쪄서 인삼밥을 해도 좋다.
2. 채로 썬 다음 꿀에 절여 꿀삼차를 만들어도 된다.
3. 그냥 수삼을 씻은 다음 베란다 등에 널어 말린 다음 건삼을 만들어 필요할 때 대추나 생강 등과 함께 조금씩 달여 먹어도 된다.
4. 김치 등에 채를 썰어 넣어 인삼김치로 만들어 먹어도 좋고
5. 라면이나 찌개 끓일 때 넣어 먹어도 좋다.
6. 가정에 홍삼 제조기가 있다면 홍삼액을 만들어도 되고
7. 요구르트나 우유등과 함께 갈아서 주스 형태로 마셔도 된다.

　* 생인삼을 먹을 경우 민감하신 분은 열이 날 경우도 있으니 인삼의 머리 부분(뇌두)은 반드시 제거한 후 먹어야 된다.

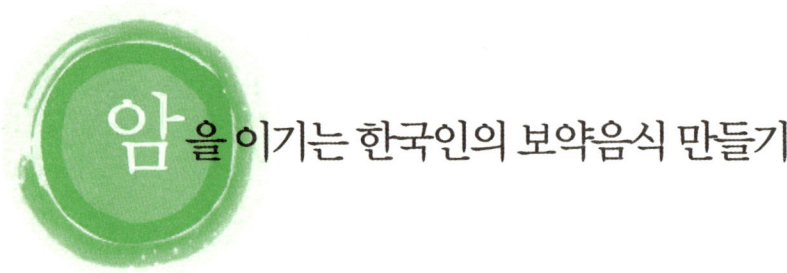
암을 이기는 한국인의 보약음식 만들기

인삼 삼계탕

암을 이기는 보약음식 **궁합재료**
영계(500g~600g),4마리(미삼뿌리 30g, 당귀 2~3뿌리, 황률5개, 찹쌀 1 1/2, 수삼 2뿌리, 밤 8개, 대추 12개, 잣 1큰술, 마늘 20쪽, 은행 16개, 물 적당량

암을 이기는 보약음식 **만들기**

1.영계 손질하기
영계는 꽁지 위로 칼집을 조금 낸 뒤 내장을 빼내고 흐르는 물에 핏기를 없애면서 깨끗이 씻어낸다. 닭의 꽁무니 안쪽에 있는 노란 기름 덩어리도 잘라낸다.

2.찹쌀 불리기
찹쌀을 깨끗이 일어 찬물에 2시간 정도 불린 뒤 건진다.

3.수삼 손질하기
3~4년생의 수삼을 준비하여 머리 부분을 자른 다음 솔로 문질러 깨끗이 씻는다.

4.부재료 손질하기
밤은 겉껍질만 벗기고, 대추는 씻어 건진다. 잣은 마른 행주로 깨끗이 닦는다. 마늘은 껍질을 벗겨 씻어 건진다.

5.닭 뱃속에 부재료 넣기
닭의 뱃속에 밤, 대추, 잣, 은행, 마늘을 함께 넣은 뒤 양 다리를 서로 엇갈리게 고정시켜 내용물이 밖으로 나오지 않게 한다. 생강, 마늘은 미리 닭의 뱃속에 넣고 고아야 닭 전체에 향이 배어 더욱 맛이 있다

6. 삼계탕 끓이기

솥에 닭을 안치고 닭이 넉넉히 잠길 정도로 물을 붓는다. 황률, 당귀, 미삼을 넣고 불려놓은 찹쌀과 수삼을 거즈에 싸서 국물에 넣어 쌀이 푹 퍼질 때까지 끓인다. 처음엔 센 불에서 한소끔 끓인 뒤 불을 약하게 줄여 푹 무르도록 2시간 정도 곤다. 마른 삼을 쓸 때는 물에 삼을 먼저 넣고 끓이다가 닭을 넣는다.

7. 담아내기

그릇에 먹기 쉽도록 닭을 크게 잘라 담고 뜨거운 육수를 붓는다. 소금과 송송 썬 대파를 곁들여 내고 닭뼈를 발라 낼 수 있는 그릇을 함께 낸다.
① 수삼은 머리 부분을 자른 다음 솔로 문질러 깨끗이 씻는다.
② 밤, 대추, 은행, 마늘 등의 부재료를 손질한다.
③ 닭의 다리를 엇갈려 내용물이 빠져 나오지 않게 한다.
④ 솥에 닭을 안치고 물을 부은 다음 황률, 당귀, 미삼을 넣는다.

인삼 물김치

암을 이기는 보약음식 궁합재료

수삼 150g, 무 100g, 붉은 고추 1개, 청양고추 1개, 실파 3대, 소금 ½큰술, 설탕 ½큰술, 김치국물 2컵, 고춧가루 1큰술, 소금 ½큰술, 설탕 ½큰술, 마늘즙 ½큰술, 생강즙 ½작은술 넣고 만든다

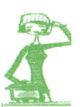

암을 이기는 보약음식 만들기

1. 수삼은 씻은 후 잔털을 떼고 3cm 길이로 어슷 썬다.
2. 무는 깨끗이 씻은 후 1×4cm 크기로 얇게 썰고 고추는 씨를 빼고 송송 실파는 3cm 길이로 썬다.

3. 넓은 그릇에 손질한 무와 수삼, 실파, 고추를 넣고 위의 용량의 소금과 설탕을 넣어 버무린다.
4. ③을 항아리에 담고 미리 만든 김치국물을 자작이 부어 반나절 정도 익힌 후 상에 낸다.

인삼 마늘 꿀절임

암을 이기는 보약음식 궁합재료
수삼 5뿌리, 마늘 10쪽, 꿀 ½컵, 검은깨 적당량

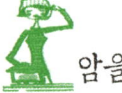

암을 이기는 보약음식 만들기
1. 수삼 뿌리에 묻은 흙을 털어내고 씻어 물기를 완전히 뺀 뒤 어슷하게 저며 썬다.
2. 마늘은 꼭지를 자르고 얄팍하게 저며 썬다.
3. 수삼과 마늘을 한데 담고 꿀을 넣어 고루 섞은 뒤 검은깨를 뿌리고 밀폐용기에 담아 2~3일 정도 절인 후 매일 아침 한 숟가락씩 먹는다.

인삼 우유셰이크

암을 이기는 보약음식 궁합재료
수삼 2뿌리, 우유 4컵, 꿀 2큰술

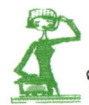

암을 이기는 보약음식 만들기
1. 수삼을 깨끗하게 씻어 굵직하게 썬다.

2. 믹서에 수삼과 우유, 꿀을 넣어 곱게 간다. 조각 얼음을 넣고 함께 갈아도 좋다.

인삼 꿀에 재우기

암을 이기는 보약음식 궁합재료
수삼 750g, 꿀

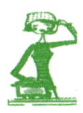

암을 이기는 보약음식 만들기
1. 수삼 750g을 깨끗이 씻은 후 2mm 크기로 떡 썰 듯이 절편한다.
2. ①번을 약한 불에 약 30분 가량 찌던지 절편한 채 햇볕에 고들도들 하게 말린다.
3. 꿀 1.8ℓ에 채워 냉장실에 보관하며 수시로 복용한다.

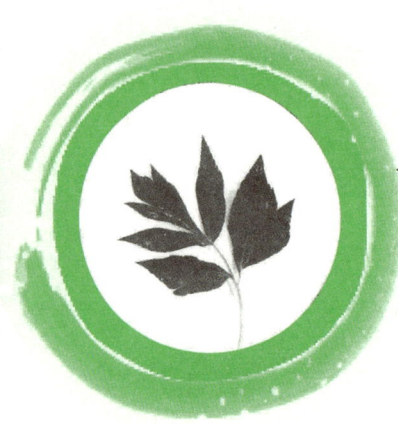

흡연자 체내 독성물질 중화 효과
신선초

신선초는 명일엽, 선삼초, 심립초 등으로도 불린다. 신선초의 성분은 비타민 C가 다른 야생식품보다 2배가 많고, 풍부한 비타민 B1, B2, 무기질, 리놀레산 등이 많다. 이밖에 플라보노이드, 쿠마린, 사포닌 등도 있기 때문에 건강식품으로 인기를 누리고 있다.

예로부터 신선초는 만성질환인 고혈압, 간질환, 신경통 등에 사용되어 왔다. 신선초 녹즙은 간기능 개선과 혈장콜레스테롤을 감소시켜 준다. 또한 돌연변이 억제와 암세포 증식을 억제해 준다.

흡연 남성 54명과 비흡연자 18명을 대상으로 신선초 녹즙을 6주 동안 하루에 2병(총 300 ㎖)씩 섭취하게 한 다음 혈액검사를 했다. 그 결과 흡연자의 임파구 DNA손상은 32%, 비흡연자는 29%나 감소했다. 또한 흡연자의 혈액 총 콜레스테롤 수치와 LDL-콜레스테롤 수치도 현저하게 감소시켰다. 다시 말해 신선초 녹즙이 암예방에 탁월하다는 것을 알 수 있다.

이런 결과는 신선초에 비타민 C, 카로티노이드, 클로로필, 플라보노이드 등이 풍부하게 들어있기 때문이다.

신선초는 특유의 향과 씁쓸한 맛이 강해서 기호성이 다른 채소보다 떨어지지만 어린 순을 데쳐서 무치거나 튀김해서 먹으면 해결된다.

신선초 이용법

어린 순을 데쳐서 나물로 먹거나 무치거나 볶아먹고 튀김으로도 해 먹는다.

줄기와 잎은 녹즙을 내어 먹으면 병의 예방과 치료는 물론, 노화예방과 성인병, 노이로제를 해소하는 건강자양 식품이다

열매는 약술로 담가 먹으면 피로회복, 자양강장제로 좋으며 드레싱 쿠킹에도 이용한다.

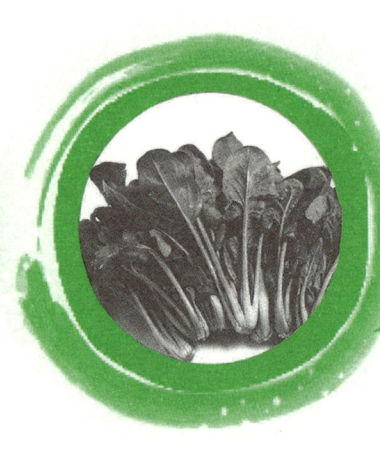

위암과 대장암 발병률이 각각 35%, 40%까지 감소된다

시금치

시금치를 섭취하면 체내에서 비타민 A로 변화되는 베타카로틴이 가장 풍부한 채소이며, 비타민 C와 비타민 K를 비롯해 무기질 성분인 칼슘, 철분, 엽산 등이 풍부하다. 이밖에 강한 항산화제인 루테인과 제아잔틴 등의 카로티노이드가 있어 백내장과 눈의 노화를 예방해 준다.

또한 베타카로틴은 지용성이기 때문에 흡수율을 높이는 방법으로 기름을 첨가하면 된다. 녹황색 채소를 많이 먹는 사람은 위암과 대장암 발병률이 각각 35%, 40%까지 감소된다. 이것은 시금치에 들어 있는 엽산 덕분이다. 또한 치매를 예방해 주기도 한다.

시금치와 함께 비타민 B12가 풍부한 간, 굴, 조개, 계란, 우유 등과 섭취하면 동맥경화증과 심혈관 질환을 비롯해 치매예방과 빈혈을 예방해 준다.

시금치에 풍부한 비타민 C는 주로 잎부분에 함유되어 있으며, 무기질로는 동물성 식품보다 흡수율이 떨어지지만 철분과 칼슘 등도 많이 들어있다. 그러나 시금치를 많이 섭취하면 신장결석이 나타날 수도 있다. 시금치를 오래 삶으면 베타카로틴, 비타민C, 엽산 등이 파괴된다.

시금치에는 각종 비타민이 풍부하게 들어있다. 특히 비타민C는 100g 중에 100mg이나 들어있을 정도로 풍부하며 훌륭한 건강 식품이다.

시금치는 무치거나 국의 재료, 샐러드로 먹으면 된다.

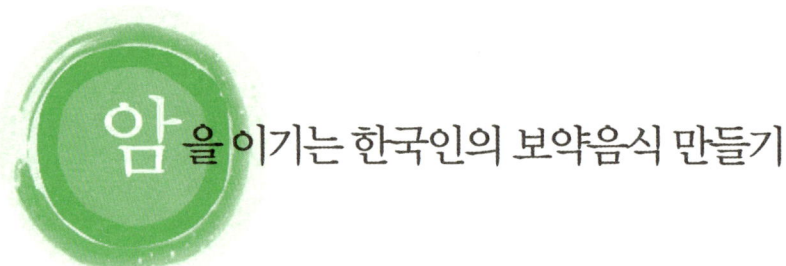

시금치 녹즙

암을 이기는 보약음식 궁합재료
시금치 400g

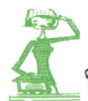
암을 이기는 보약음식 만들기
1. 시금치 잎을 깨끗하게 씻는다.
2. 적당한 크기로 썰어 믹서기나 강판에 간다.
3. 당근즙을 약간 떨어뜨려 마신다.

시금치 오징어말이

암을 이기는 보약음식 궁합재료
주재료 : 달걀 8개, 시금치 1/4단, 오징어 1마리(작은것), 김 4장
부재료 : 고추장 약간, 식물성 식용유

암을 이기는 보약음식 만들기
1. 시금치는 끓는 물에 소금을 약간 넣고 데친다. 찬물에 헹구고 적당

하게 다듬는다.
2. 달걀은 소금을 넣고 잘 풀어둔다.
3. 오징어는 내장을 제거하고 껍질을 벗긴다.
4. 손질한 오징어는 결대로 채 썰고 끓는 물에 살짝 데친다.
5. 프라이팬에 달걀 푼 것을 붓고 그 위에 김을 펼친다. 시금치, 오징어를 넣고 돌돌 만다.
6. 끝매듭을 고추장을 발라 접착시킨다.
7. 한 입 크기로 자른다.

시금치 조개국

암을 이기는 보약음식 궁합재료

시금치 250g, 모시조개 150g, 모시조개 국물3컵, 된장 1/2큰술, 대파 1/4대.

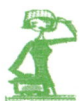

암을 이기는 보약음식 만들기

1. 모시조개는 바락바락 문질러 씻은 후 끓는 물에 넣고 데치다가 조개가 입을 벌리면 건져 내고 국물은 말갛게 받아 놓는다.
2. 시금치는 다듬어 씻은 후 끓은 물에 소금을 약간 넣어 데친 다음, 냉수에 헹구어 물기를 짠다.
3. 따로 받아놓은 조개 국물에 된장과 고추장을 채에 걸러 풀어넣고 끓으면 시금치를 넣고 다시 끓인다.
4. ①이 끓으면 모시조개와 파를 넣고 불을 끈다.

시금치 샐러드에 베이컨 드레싱

암을 이기는 보약음식 궁합재료

시금치 생것 65g, 양파 15g, 토마토 생것 10g, 올리브유 20g, 자연 치즈 30g, 과일 식초, 감식초 6g, 양송이 20g, 고운소금 3g, 후추가루 1g

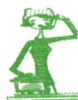

암을 이기는 보약음식 만들기

1. 양파, 베이컨, 올리브유를 모두 팬에 넣고 볶는다.
2. 식혀서 적포도 식초를 넣고 소금과 후추로 간하여 베이컨 드레싱을 만든다.
3. 시금치의 연한 부분을 잘 다듬고 활짝 피지 않은 양송이를 슬라이스 한다.
4. 접시에 시금치, 양송이, 파르메산 슬라이스로 예쁘게 담는다.
5. 소스를 끼얹고 토마토로 장식하여 제공한다.

시금치 된장국

암을 이기는 보약음식 궁합재료

시금치 반단, 조개, 된장 3큰술, 파 1줄기, 물, 다진 마늘 1큰술, 간장, 고춧가루

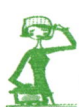

암을 이기는 보약음식 만들기

1. 시금치는 끓는 물에 30초만 데친다(그 다음에 빼서 접시에 놓아둔다).
2. 조개는 진한 소금물에 넣어놔서 모래를 토하게 하고 조갯살만 구입했다면 깨끗하게 씻어준다.
3. 파는 쪽파로 사고 깨끗이 씻어서 어슷어슷하게 썰어준다.
4. 냄비에 물을 자작하게 붓고(물의 양은 자신이 조절해야 하겠지만 라면 4~5개 끓이는 물 정도) 물을 끓인다.
5. 물이 끓기 시작하면 조갯살을 넣고 약 30초간을 끓인 후 된장을 풀

어주고 마늘을 넣어준다.
6. 마늘이 익으면 시금치를 넣고 시금치가 익을 때까지 조금 더 끓인 뒤
7. 국간장으로 간을 봐 준다(국간장이 없으면 소금으로 대체).
8. 고춧가루를 한 큰술 넣어서 다시 한 번 살짝 끓이면 완성된다.

간장 무침

암을 이기는 보약음식 궁합재료

시금치 150그램, 볶은소금 0.3작은술. 통깨 1작은술. 양념 집간장 1작은술, 다진 마늘 1작은술, 다진 파. 참기름 1큰술, 매실 엑기스 1작은술,

고추장무침

암을 이기는 보약음식 궁합재료

재료 : 시금치 150g, 볶은소금 약간, 통깨 1작은술.
양념 : 고추장 1큰술, 집간장 0.5작은술, 다진 마늘 1작은술, 다진 파 1큰술, 참기름 0.5큰술, 매실 엑기스 0.5작은술.

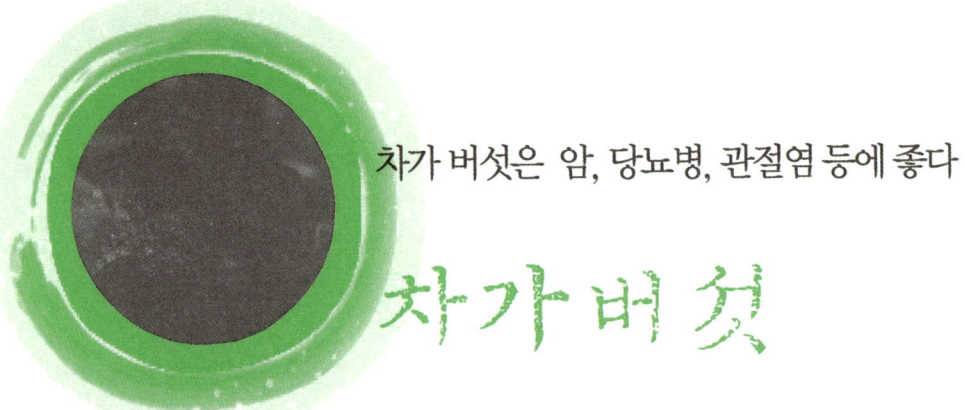

차가 버섯은 암, 당뇨병, 관절염 등에 좋다

차가버섯

차가버섯의 성분은 자연색소인 멜라닌과 플라보노이드, 트리터핀, 오블리콜, 라노스테롤, 이노토디올, 이노시톨, 아가산, 폴리페놀, 리그닌, 알칼로이드 등이며 무기질은 칼슘, 마그네슘, 철 및 망간 등이다.

민간요법으로 혈압조절, 신체 저항력 증강, 종양발생 억제를 비롯해 당뇨, 신경통, 신경쇠약 등의 질병치료에도 사용되고 있다. 따라서 러시아에서 차가버섯이 항암물질로 승인을 받았으며, 이에 일본에서는 항암제나 항암식품으로 제품화되어 판매되고 있다. 또한 러시아와 미국 연구진에 의해 초기 위암, 폐암, 자궁암, 후두암 치료에 효과가 있다고 밝혔다. 이밖에 항에이즈 바이러스와 항인플루엔자 바이러스에도 효과가 있다고 덧붙였다.

민간요법뿐만이 아니라, 현대의학에서도 당뇨병 개선에 효과와 함께 췌장기능 활성화, 혈당유지 기능이 있다고 발표했다. 또한 관절염, 혈압조절, 장기능 장애회복과 원기회복, 항균과 항돌연변이에 효능이 있다. 다시 말해 암치료 뿐만 아니라 흡연이나 자동차 배기가스를 비롯해 매연 등으로 발생하는 암도 억제한다.

차가버섯은 자작나무에서 기생하는 여러 해의 버섯이다. 차가버섯은 오리나무속, 마가목, 너도밤나무에서 드물게 생산되는데 특징은 목질에 썩은 구멍을 만들어 궁형 나무의 옹이이다. 무게는 2kg 정도이며, 외면은 틈새가 벌어지고 까만색이다.

차가버섯 채집시간

자작나무에 차가버섯 같은 모양의 유사한 버섯도 있다. 하지만 그런 버섯을 채집하면 안 된다. 차가버섯을 아무 때나 채집할 수 있다. 하지만 봄이나 가을이 더 좋다. 치료의 적극성이 높다.

차가버섯의 사용할 수 있는 부분

차가버섯의 옹이를 망치나 도끼로 쳐서 떨어뜨린다. 약의 원료로서 갈색의 단단한 부분만 사용한다. 밤색의 보드라운 부분은 버린다.

차가버섯을 잘게 패어 공기나 전기 오븐에서 60C 이내에 말린 후 2년 동안 보관할 수 있다.

이미 알려진 바와 같이 차가버섯은 면역력을 높여주며 뇌수의

피질의 생체 전기활동과 뇌조직의 신진대사를 원활하게 한다. 내외면 사용 때에 염증이 안 생긴다. 실험에 의해 차가버섯의 효능을 밝혀 냈다.

 * 종양의 증대를 늦어지게 한다.
 * 차가 추출물은 동맥과 정맥의 혈압을 내린다.
 * 혈당의 수준을 15,8-29,9%까지 내릴 수 있다.
 * 차가 버섯은 민간요법으로 내려왔다. 옛날부터 암과 위와 내장병을 치료했다.
 * 이비인후과에서 후두의 종기 때 보조제(약)으로서 차가 버섯 추출물을 사용한다. 10일 동안 하루에 5~6분 동안 흡입을 한다.
 * 치과에서 치조농루를 치료한다(치은 수술을 하거나 그냥 먹는다).

차가버섯 사용방법

1 차가버섯을 씻어 식힌 물에 5시간 정도 담근다. 차가버섯을 기계로 다지거나 강판으로 간다. 다진 차가버섯 한 잔에 따듯하고 식힌 물 5잔을 따라 넣고 2~3일 동안 우려낸다.

우려진 물을 거르고 남은 것을 짠 다음 버린다. 우려진 약을 하루에 30분 음식 전에 6번 반잔씩 먹는다. 대장암이 있는 환자한테 골반암이 있으면 잠자기 전에 관장(50~100 ml)을 한다.

2. 약국에 차가 엑기스인 '베푼긴'이라는 것이 있다. 베푼긴을 작은 스푼 3개의 분량에 물 150ml를 혼합하여 하루에 3번, 식전 30분 전에 큰 스푼 1개만 먹는다. 차가버섯 약제를 이용하는 치료 단계는 3~5개월이다.

주의사항

차가 버섯을 치료제로 사용하고자 한다면 유제품 식이요법을 따르면 좋을 것이다. 이때 지방과 식육을 많이 먹으면 안 된다. 통조림 식품, 훈제 식품, 매운 양념을 먹으면 안 된다. 페니실린을 사용하면 절대로 안 되고 포도당을 주사를 맞dkeh

안 된다.

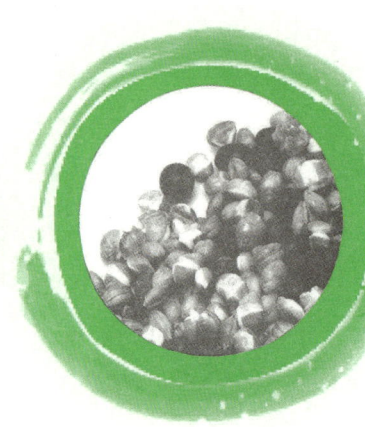

수수, 기장, 조 등으로 만든 오곡밥을 먹으면 노화방지와 암이 예방된다

잡곡류

　수수는 100g당 당질 73g, 단백질 10.9g, 지방 3.2g, 식이섬유 2.3g, 회분 1.6g, 칼슘 2.7mg, 철분 4.3mg, 비타민 B1 0.3mg, 비타민 B2 0.14mg, 니아신 2.8mg 등이 들어있다. 또한 지방산은 리놀레산 49%, 올레산 31%, 팔미틴산 14%, 리놀렌산 2.7% 등도 들어 있다.

　수수기름에는 노화방지 물질인 카로티노이드가 kg당 7.7mg이 들어 있는데, 또한 이 물질에는 지아산틴 36.3%, 루테인 28.6%, 산토필 24.7%, 베타카로틴 10.4% 등이 들어 있다. 더구나 페놀산과 플라보노이드를 비롯해 페놀화합물을 다량으로 함유하고 곡물 중 유일하게 탄닌이 들어 있다.

　탄닌은 맛이 떫기 때문에 벌레나 새가 접근하지 못하고, 수분이 부족한 토양에서도 수수의 알맹이를 보습해 주는 역할도 한다.

지금까지 수수에 대한 다양한 실험에서 암을 예방하는 효과가 있는 것으로 드러났다. 수수의 붉은 색은 인체활성 물질인 페놀화합 물질 안토시아닌, 안토시아니딘 색소, 플라보노이드가 조합되어 나타나기 때문이다.

기장과 조 역시 수수와 마찬가지로 항산화, 항균, 항돌연변이의 물질이 다량으로 함유되어 있다. 더구나 암을 실험하는 아메스 실험법에서 수수와 기장은 항돌연변이 효과가 뛰어난 것으로 나타났다. 또한 위암, 대장암, 골육암 등의 임상실험인 MTT와 SRB실험에서도 항암효과가 뛰어났다. 동물실험을 통해 자연적으로 항암세포의 기능을 강화해 주는 연구결과도 있다.

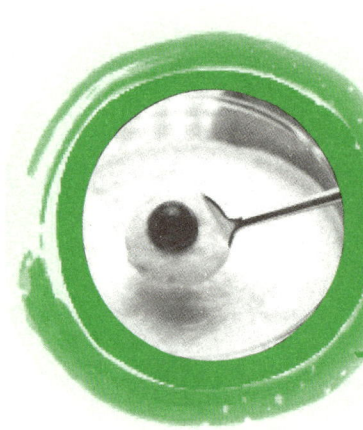

암 예방, 변비, 식중독, 알레르기 예방에 탁월한 효과가 있다

요구르트

    요구르트는 우유의 발효식품으로 올리브, 양배추 등과 함께 서양의 3대 장수식품으로 유명한데, 유산균으로 인해 독특한 맛을 가지고 있다.
    요구르트에 들어 있는 유산균은 장내의 유해균을 억제하면서 부패와 흡수를 억제한다. 다시 말해 요구르트에 함유되어 있는 비피더스균은 장의 청소를 도와준다.
    이와 함께 배변을 원활히 해주고 장내 유해균의 증식과 독소의 발생을 막아 준다.
    비피더스균이 발효할 때 탄산가스나 메탄가스 등이 나타나지 않으며, 다른 유산균과 달리 독성물질인 암모니아, 아민, 황화수소 등도 만들어 내지 않는다. 그렇기 때문에 체내의 알레르기의 유발을 막아주고, 체내에서 만들 수 없는 비타민B2군의 합성을 작용시켜 준다.
    특히 요구르트는 항암 기능까지 있는데, 이것은 발암물질을 저해하고 암세포로 전환되는 것을 억제해 준다.

일본 신슈대학 아키요시 호소노 교수는 자신의 논문에서 '락토바실러스라는 유산균 발효유를 섭취하지 않은 그룹보다 섭취한 그룹이 돌연변이의 개수가 71.9%나 감소했다' 고 밝혔다.

이것은 락토바실러스가 돌연변이의 작용을 예방하기 때문이다. 또한 비피더스균, 락토코커스균 역시 항돌연변이의 효과가 있다고 밝혔다.

요구르트는 항균성 물질을 만들고 유해균의 생육도 억제해 주며, 정장작용이 탁월해 장의 질환, 설사, 소화불량 등을 예방해 준다. 유산균에서 만들어지는 유산은 장내의 산도를 증가시킨다. 이것은 소장의 연동운동을 촉진시켜 소화를 돕고 대장의 운동을 조절해 변비를 예방해 준다.

이밖에 요구르트 10g에는 120㎖의 칼슘이 함유되어 있는데 흡수율이 멸치의 38%보다 많은 50%이다. 더구나 독성물질인 살모넬라균과 O-157의 활동을 억제시켜 식중독까지 막아준다.

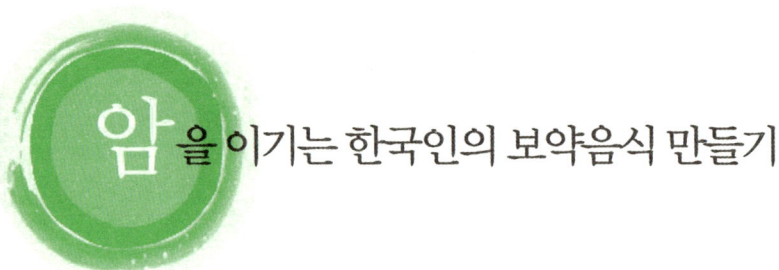

암을 이기는 한국인의 보약음식 만들기

요구르트 드레싱

암을 이기는 보약음식 궁합재료
플레인 요구르트 2컵, 생크림 1/2컵, 설탕 2큰술, 레몬즙 1큰술

 암을 이기는 보약음식 만들기

1. 준비한 생크림을 거품기를 이용해 한쪽 방향으로만 저어 충분한 거품을 낸다.
2. 거품 낸 생크림에 플레인 요구르트를 넣어 섞어준다.
3. 플레인 요구르트와 생크림에 설탕 2큰술을 넣어준다.
4. 설탕을 녹인 후 레몬즙을 넣어 요구르트 드레싱을 완성한다.

집에서 요구르트 만드는 방법

요구르트는 가까운 가게에서 사 먹어도 좋지만, 직접 만들어 먹으면 당이 들어가지 않아 몸에 더 좋고 담백해 많이 먹어도 물리지 않다. 플레인 요구르트 누구나 쉽게 만들어 먹을 수 있는 방법이다.

1. 우유 중탕하기

우유 1ℓ를 80℃로 중탕한다. 우유에 떠먹는 요구르트를 타기 전에 우유를 따뜻하게 데워야 하는데, 너무 뜨거우면 균이 죽으니 주의한다.

2. 우유에 유산균 섞기

① 요구르트 90~100㎖를 넣는다. 떠먹는 요구르트를 준비한 것은 살아 있는 균을 얻기 위해서이다. 요구르트 안에 있는 균들이 우유 속에 있는 양분을 먹으면서 번식하고 발효되어 새로운 플레인 요구르트가 된다.
② 떠먹는 요구르트 대신 약국에서 파는 유산균 종균을 넣어도 된다.

3. 골고루 젓기

떠먹는 요구르트나 유산균 종균 파우더를 넣은 우유를 고루 젓는다. 고루 잘 젓는 것도 발효가 잘 되는 비결이다.

4. 밥솥에 넣기

발효에는 온도가 중요하다. 균 번식에 가장 적당한 온도는 40~42℃. 요구르트를 랩으로 덮어 공기가 들어가지 않도록 밀봉하고 보온 상태의 밥솥에 넣어 5시간 발효시킨다. 신맛이 느껴지면 다른 그릇에 옮겨 담아 냉장고에 보관한다.

5. 완성된 요구르트 먹기

완성된 요구르트는 맛이 좀 신편. 좋아하는 과일을 송송 썰어넣고 설탕이나 물엿 등을 섞어 먹거나 빵에 곁들여 먹으면 더 맛있다. 이렇게 만든 요구르트의 보존 기간은 약 이틀. 오래 보관할 수 없으므로 200㎖ 우유팩을 그대로 이용해 만들면 남길 부담이 없다.

암을 이기는 한국인의 보약음식 만들기

요구르트 케이크

암을 이기는 보약음식 궁합재료

케이크 :박력분 100g, 베이킹 파우더 1½작은술, 설탕 2작은술, 달걀 1개, 우유 ½컵 요구르트 : 플레인 요구르트 1컵, 버터 1작은술, 식용유 · 슈거 파우더 적당량, 체리 20개

암을 이기는 보약음식 만들기

1. 밀가루에 베이킹 파우더를 섞어서 체에 내린다.
2. 버터는 중탕해서 녹이거나 랩을 씌워서 전자레인지에 10~20초 정도 가열한다.
3. 볼에 달걀을 넣고 푼 다음 설탕과 우유를 넣어서 잘 섞는다.
4. ③에 밀가루와 버터 녹인 것을 넣고 고무 주걱으로 가루가 남지 않도록 섞는다. 여기에 플레인 요구르트를 넣고 섞어서 랩을 씌워 30분 정도 두었다가 사용한다. 반죽을 해서 바로 구우면 팬에 들러 붙거나 밀가루가 덩어리져서 가라앉는다.
5. 팬을 달구어 기름을 둘러 길을 들인 뒤 기름을 따라 내고 남은 기름은 종이 타월로 닦아낸다.
6. 불을 약하게 줄이고 반죽을 떠놓아 팬을 움직여 골고루 퍼지게 한 다음 굽는다. 위에 구멍이 숭숭 뚫리기 시작하면 뒤집어서 익힌다.
7. 체리를 씻어서 물기를 빼고 함께 담아 낸다.

요거트 드레싱 종류

암을 이기는 보약음식 궁합재료

요거트 드레싱
플레인 요거트 1 컵, 머스터드 1 작은술, 커리 가루 1 작은술, 레몬 주스 1/2 큰술, 소금 1/2 작은술, 후추 1/4 작은술

홀스래디쉬 요거트 드레싱
플레인 요거트 1/2 컵, 간 홀스래디쉬 1 큰술, 올리브 오일 2 큰술, 다진 민트 1 작은술, 다진 케이퍼 1/2 큰술, 레몬 즙 1 큰술, 다진 양파 1 큰술, 소금 1/2 작은술, 후추 1/4 작은술

딜 요거트 드레싱
플레인 요거트 1/2 컵, 마요네즈 1/4 컵, 다진 딜 1 큰술, 파프리카 파우더 1/4 큰술, 다진 양파 1 큰술, 소금 1/2 작은술, 후추 1/4 작은술

커리 요거트 드레싱
플레인 요거트 1/2 컵, 마요네즈 1/4 컵, 커리 가루 2 작은술, 사과 1/8 개, 우스터 소스 1/2 작은술, 소금 1/2 큰술, 후추 1/4 큰술

민트 요거트 드레싱
플레인 요거트 1/2 컵, 졸인 사과 주스 4 큰술, 다진 민트 1 큰술, 커민 가루 1 작은술, 레몬 주스 1 작은술, 파프리카 파우더 1/4 작은술, 소금 1/2 작은술, 후추 1/4 작은술

유자 요거트 드레싱
플레인 요거트 1/2 컵, 유자 청 1/4 컵, 다진 피클 생강 2 큰술, 다진 셀러리 1 큰술, 올리브 오일 2 큰술, 다진 파슬리 1/2 작은술, 화이트 와인 식초 1/2 큰술, 레몬 주스 2 큰술, 다진 붉은 양파 1 큰술, 소금 1/2 작은술, 후추 1/4 작은술

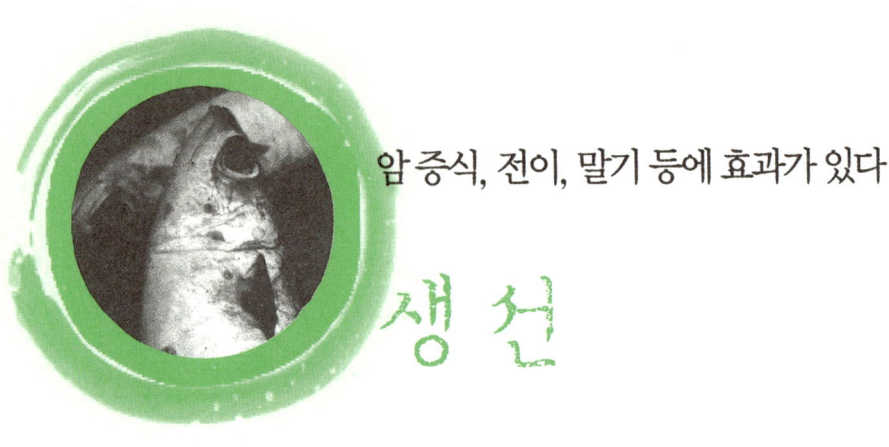

암 증식, 전이, 말기 등에 효과가 있다

생선

 우리 식생활에서 밀접한 관계를 가지고 있는 생선을 적절하게 섭취하지 않으면 고혈압, 간암, 자궁암 등에 걸릴 확률이 섭취하는 사람보다 2~2.6배이다.
 생선에서 추출한 지방의 주성분은 EPA(에이코사펜타엔산), DHA(도코사헥사엔산) 등인데, 이것은 암을 억제해 주는 작용을 한다. 이중에서 EPA는 혈소판의 응집억제 작용을 하기 때문에 일본에서 세계 최초로 폐쇄성동맥경화증의 치료제와 항고지혈증 치료제로 만들었다.
 DHA는 신경계 발달, 학습기능 향상에 효과가 있으며 특히, 노인성 치매증을 완화시켜 주는 효과가 있다. 또한 EPA는 암 증식, 전이, 말기 등에 효과가 있는데, 이것은 혈관생성을 억제하는 작용이 있기 때문이다.
 DHA 역시 발암 억제작용을 하는데, 일본 국립암센터 연구팀은 DHA가 프로스타글란딘의 활성상태 관계가 있다는 사실도 알아냈다. 프로스타글란딘이 체내에서 많이 작용되면 대장암이 발병한다. 또한 콜레스테롤을 저하시키고 활성산소를 제거해 준다.

암을 이기는 한국인의 보약음식 만들기

가자미 무졸임

암을 이기는 보약음식 궁합재료

가자미 중간 크기 1마리, 무 1/4도막, 풋고추 1개, 홍고추 1/2개, 다진파 1큰술, 다진마늘 1큰술, 생강 1작은술, 진간장 1/2큰술, 소금 1작은술, 후추 약간, 참기름 1/2큰술, 깨소금 1/2큰술, 고춧가루 1큰술, 고추장 1작은술, 다시마 멸치육수 1.5컵

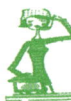 ### 암을 이기는 보약음식 만들기

1. 가자미는 비늘을 긁고, 머리를 떼고 잘 손질하여 씻는다. 칼집을 조금 넣고, 볶은 소금을 약간만 뿌려둔다. 무는 큼직하고 도톰하게 썰어둔다. 풋고추, 홍고추는 어슷 썰어둔다.
   * 양념은 모두 섞어 준비한다.
2. 넓고 얕은 냄비에 무를 깔고 위에 가자미를 얹어놓고, 양념장을 끼얹고 고추 썬 것을 얹고 끓인다. 끓으면 불을 좀 낮추고 가끔 숟가락으로 국물을 떠서 생선에 끼얹어 준다.
3. 완성 접시에 무와 생선을 양념이 흩어지지 않게 담는다.

고등어 된장졸임

암을 이기는 보약음식 궁합재료

주재료와 양념 : 고등어 1마리, 일본 된장 1과 1/2큰술, 대파 1대, 생강채 약간
조림용 소스 : 물 2큰술, 청주 3큰술, 조미술 2큰술, 설탕 1과 1/2큰술, 진간장 2큰술, 생강 1개

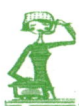

암을 이기는 보약음식 만들기

고등어 손질
1. 고등어는 머리와 내장을 제거하고 어슷하게 썬다.
2. 강한 불(팬이나 생선그릴)에서 겉만 살짝 구워낸다.
   * 고등어는 표면의 비늘에서 비린내가 많이 난답니다. 팬이나 생선그릴에서 겉만 살짝 익혀 주면 비린내를 줄일 수 있다.

고등어 조리기
1. 냄비에 졸임용소스를 담고 끓인다.
   졸임용 소스 : 물(다시마 국물) 1/2큰술, 조미술 2큰술, 청주 3큰술, 진간장 2큰술, 설탕 1과 1/2큰술, 생강 1개 (저며서)
   * 다시마물 – 다시마를 찬물에 6~7시간 우려두거나 약한 불에서 30분 정도 끓인다.
2. 소스가 자글자글 끓으면 고등어를 넣고 소스를 끼얹어가며 졸인다.
3. 고등어가 80% 익으면 대파를 썰어 넣고 냄비를 한쪽으로 기울여 남은 소스에 일본 된장을 개어 잘 푼다.
4. 된장 소스를 끼얹어가며 약한 불에서 1~2분 더 졸여 그릇에 담아낸다.
5. 생강을 곱게 채썰어 물에 5분 정도 담갔다가 물기를 빼고 요리 위에 얹어낸다.

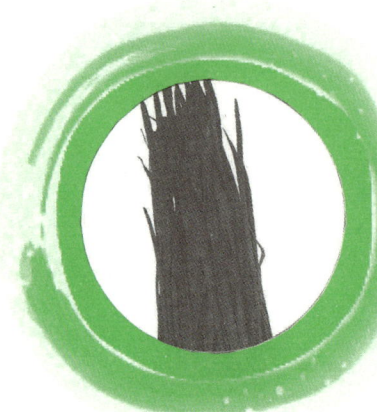

암의 유발을 억제하고 위암 · 유방암 · 간암세포 등의 성장을 억제시켜 준다

부추

　옛날부터 부추는 간의 기능을 강화하고 혈액순환을 원활하게 하고 몸을 따뜻하게 해주는데 애용되어 왔다. 또한 만성요통의 개선과 함께 감기, 설사, 빈혈치료에도 효능이 있다.

　여성의 경우 부추는 인체 내의 나쁜 피를 배출시켜 주기 때문에 생리의 양을 증가시키고, 생리통을 완화해 주며 냉체질을 개선해 주는 효과가 있다. 한편 남성의 경우 간의 기능을 강화시키고 정력을 강화해 준다.

　부추의 성분은 비타민 A, B1, C를 비롯해 칼슘과 철분 등이 다른 채소보다 많이 함유되어 있다. 또한 특유의 향미성분으로 알릴화합물을 함유하고 있기 때문에 생선과 육류의 냄새를 제거해 주는 역할을 한다. 더구나 소화기능을 도우며 항균작용을 하기 때문에 식중독을 예방해 준다.

　특히 부추는 암의 유발을 억제하고 위암, 유방암, 간암세포 등의 성장을 억제해 주는 효능을 가지고 있다. 그러므로 부추로 부추 김치나 부추 된장국을 끓여서 먹으면 좋다.

예를 들면 음식물에 체해 설사를 할 때 부추 된장국에 끓여 먹으면 효과를 얻는다. 된장국에 들어간 부추는 된장의 짠맛을 감소시키면서 된장에 부족한 비타민 A와 C를 보충시켜 준다.

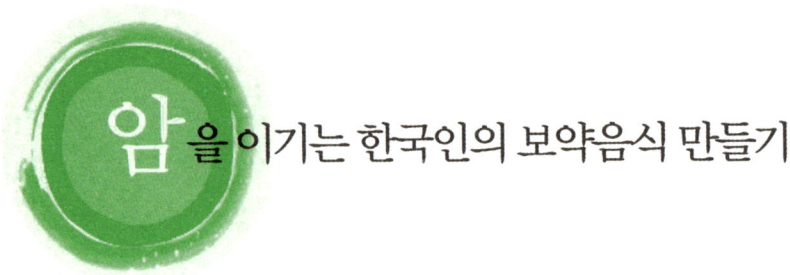

암을 이기는 한국인의 보약음식 만들기

부추김치

암을 이기는 보약음식 궁합재료
부추 1kg(3단), 멸치젓국 2/3컵, 고춧가루 2/3컵, 다진 마늘, 통깨, 설탕

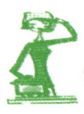
암을 이기는 보약음식 만들기

1. 부추를 다듬어 깨끗이 씻은 뒤 멸치젓국 1/3컵으로 살짝 절인다.
2. ①의 절인 젓국물에 마늘을 넣고 고춧가루와 설탕을 넣어 양념을 만든다.
3. ①의 절인 부추에 ②의 양념과 통깨를 넣고 버무리면서 남은 젓국으로 간을 맞춘다.
4. 바로 먹을 수 있으며, 항아리나 김치통에 담고 꼭꼭 눌러둔 뒤 익혀서 먹기도 한다.

부추 생즙

암을 이기는 보약음식 궁합재료
부추 300g (1회용), 케일 150g, 사과 또는 당근 1개

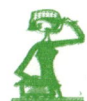 암을 이기는 보약음식 만들기

1. 부추는 깨끗한 것을 골라 씻어 적당한 길이로 자른다.
2. 케일, 사과(또는 당근)도 깨끗이 씻어 적당히 썬다.
3. ①,②를 녹즙기나 믹서기에 넣고 즙을 짜낸다.

* 손으로 만들 경우
1. 부추를 잘게 썰어 쇠절구에 넣고 짓찧는다.
2. 찧은 것에 물을 조금씩 가하면서 고루 촉촉히 버무린다.
3. 삼베 헝겊이나 가제에 ②를 넣고 짜서 당근즙, 사과즙과 혼용한다.

부추해물잡채

암을 이기는 보약음식 궁합재료

낙지 1마리, 홍합4 개, 조갯살 50g, 소라 4개, 부추 1단, 피망 4개, 적피망 1개, 당근 60g, 파, 마늘, 식용유, 당면 200g, 간장4 큰술, 깨소금 1큰술, 참기름 1큰술

 암을 이기는 보약음식 만들기

1. 낙지와 홍합, 조갯살은 소금물에 씻어 잡물을 뺀다.
2. 손질한 해물을 끓는 물에 데쳐 내어 낙지는 4cm 길이로 홍합은 어슷하게 저미고 소라는 얇게 썬다.
3. 부추는 4cm 길이로 썰고 피망은 반으로 갈라 씨를 빼고 굵게 채 썬다. 당면은 삶아서 짧게 자른다.
4. 팬에 마늘과 파를 넣고 기름을 넉넉히 두르고 볶다가 향이 나는 해물을 넣고 다시 채소를 넣어 볶아낸다.
5. 당면을 팬에 넣고 볶다가 간장과 설탕으로 간을 하고 다시 볶은 재료를 합한 뒤 깨소금, 참기름을 넣어 볶아낸다.

부추맛살 달걀볶음

암을 이기는 보약음식 궁합재료

부추 150g, 게맛살 큰것 2개, 달걀 2개, 다진 마늘 1작은술, 소금, 통깨, 식용유

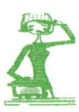

암을 이기는 보약음식 만들기

1. 부추는 깨끗이 다듬어 5~6cm 길이로 썰어놓는다.
2. 게맛살은 두께를 반으로 포를 뜬 뒤 채 썰고 달걀은 풀어놓는다.
3. 넓은 프라이팬에 식용유를 넣고 다진 마늘과 부추를 넣어 살짝 볶은 다음 게맛살을 넣고 소금으로 간을 맞춘다.
4. 프라이팬 가장자리로 ③의 재료를 밀어놓고 중심에 기름을 한 숟갈 넣은 다음 달걀을 부어 반숙이 되었을 때 부추와 살며시 연결하여 볶는다.

부추전

암을 이기는 보약음식 궁합재료

부추 100g, 밀가루 1컵 반, 달걀 2개, 홍고추 1개, 물오징어 또는 맛살, 소금, 식용유, 초간장 또는 초고추장

암을 이기는 보약음식 만들기

1. 부추는 깨끗이 씻어 3cm길이로 썰어놓고 홍고추는 배를 갈라 씨를 털어낸 다음 곱게 채 썰어 놓는다.
2. 물오징어는 데쳐서 물기를 빼고 가늘게 썰고 맛살의 경우 찢어 놓는다.
3. 물에 달걀을 잘 푼 다음 밀가루를 넣고 소금으로 간하여 멍울이 생

기지 않도록 섞는다.
4. ③에 ①,②의 재료를 넣어 섞는다.
5. 프라이팬에 기름을 넉넉히 붓고 ④의 반죽을 부어 노릇노릇 전을 부친다.
6. 한 입 크기로 썰어 접시에 가지런히 담고 초간장이나 초고추장을 곁들여 낸다.

부추 달걀말이 튀김

암을 이기는 보약음식 궁합재료
부추 200g, 달걀 3개, 맛살 큰것 2개, 밀가루, 식용유, 소금, 후추

암을 이기는 보약음식 만들기
1. 달걀에 소금을 넣고 잘 푼 뒤 2장의 달걀 지단을 부쳐놓는다.
2. 부추는 다듬어 5cm 길이로 썰고 맛살도 썬다.
3. 팬에 기름을 넣고 부추와 맛살을 넣고 볶으면서 소금, 후추로 간을 한 다음 밀가루를 조금 뿌려 끈기 있도록 볶는다.
4. 밀가루에 물을 넣어 촉촉하게 반죽해 놓는다.
5. 김발에 지단을 놓고 지단 가장자리에 ④의 밀가루 풀을 바른 다음 ③의 부추 볶음을 놓고 팽팽하게 말아 양끝에는 대꼬치로 풀어지지 않도록 고정시킨다.
6. 프라이팬에 기름을 넉넉히 넣고 뜨거워지면 ⑤의 재료를 넣어 튀겨 낸 다음 식으면 한 입 크기로 썰어 그릇에 담아낸다.

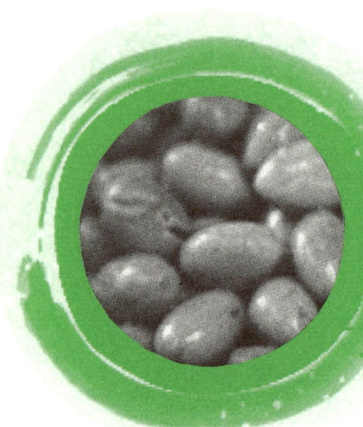

올리브 기름은 심장병과 동맥경화를 비롯해 노화방지와 암예방에 효과가 탁월하다

올리브기름

　미국에서 발간되는 건강잡지 「헬스」는 세계 5대 건강식품으로 김치, 요구르트, 렌틸, 콩과 더불어 올리브 기름을 소개하고 있다.
　특히 웰빙식품으로 알려지면서 우리네 가정에서도 식용유 대신 올리브 오일을 많이 사용하고 있다. 이렇게 올리브 기름이 건강식품으로 불리게 된 이유는 약 70%의 올레인산이 함유되어 있기 때문이다.
　올레인산은 불포화지방산이기 때문에 섭취하면 체내의 콜레스테롤 수치를 낮춰 고농도의 콜레스테롤로 발병되는 만성질환인 동맥경화나 심장병을 예방해 준다.
　다시 말해 콜레스테롤이 고농도 상태로 혈액 속에 쌓이게 되면 심장 안쪽 벽에 지방성분이 흡착되면서 혈관이 좁아지거나 막혀서 혈액순환이 원활하게 이뤄지지 못한다. 또한 올리브 기름을 섭취하면 암예방에 탁월한 효과를 얻을 수 있다.

연구결과 올레인산이 HER-2/neu라는 종양유발 유전자의 활성을 뚜렷하게 억제해 주는 역할이 있다는 보고서가 있다. 또한 유방암을 치료해 주는 허셉틴(트라스투즈맙)의 효과를 강화시켜 암환자들의 생존을 연장해 준다는 사실도 밝혀 냈다..

일반 식용유와 올리브기름의 제조법이 다르다. 일반 식용유는 재료를 고온으로 가열시킨 다음 압력으로 기름을 짜 내지만, 올리브 기름은 가능한 한 열을 가하지 않고 압력만으로 기름을 짜 낸다. 다시 말해 제조 방법의 차이로 인해 천연 항산화제가 손상되지 않고 그대로 남아 있는 것이다.

올리브 오일에 함유된 토코페롤, 폴리페놀, 스쿠알렌 등은 세포의 노화방지와 항산화 작용을 비롯해 성인병 예방에 탁월하다. 이중에서 스쿠알렌은 암세포의 성장을 억제해 주는 효능을 가지고 있다.

올리브 오일은 두 가지로 크게 나누어진다.

엑스트라버진(100%압착)과 퓨어/엑스트라라이트('퓨어'와 '엑스트라라이트'는 같은 제품이다) 산도의 차이, 맛의 차이에 따라 종류가 여러 가지로 나뉘지만 크게 두 가지만 알면 된다.

엑스트라버진

엑스트라버진은 올리브를 수확한 후에 씨를 빼고 첫 번째 짜낸 오일을 말한다.

색깔의 특징 : 녹색이랑 노랑색이 약간 섞인 그런 색이다.

용도 : 샐러드 드레싱을 만들 때나 혹은 식빵을 찍어먹을 때와 생으로 바로 먹을 때 사용(발연점이 매우 낮기 때문에 가열하는 요리에는 적합하지 않다)

퓨어/엑스트라라이트

두 번째 짜 낸 정재기름과 첫 번째 짜 낸 버진오일을 일정 비율로 혼합을 한 혼합기름이다.

색깔의 특징 : 식용유의 색과 비슷하다.

용 도 : 전 튀김, 볶음과 같이 열을 가하는 요리를 할 때 사용한다.

제품을 구입할 때 알아두어야 할 것.

1) 올리브 오일에는 산도라는 것이 있다. 산도는 낮으면 낮을수

록 제품의 신선함을 나타내는 것이기 때문에 수치가 낮은 것을 구입한다.

2) 제품에는 유통기한이 있다. 유통기한은 18개월에서 24개월 정도되는데, 최소한 6개월 정도의 여유가 있는 제품을 구입하는 것이 좋다.

3) 올리브 오일 고유의 맛과 향을 위해 유리병에 든 것을 선택하는 것이 좋으며 빛이 닿지 않는 선반 안쪽의 제품을 선택하는 것이 좋다(빛에 노출된 올리브 오일은 맛의 변형이 올 수 있다).

암을 이기는 한국인의 보약음식 만들기

올리브 오일을 이용한 드레싱 소스 만들기

암을 이기는 보약음식 궁합재료
올리브 오일(엑스트라버진) 2큰술, 식초 1큰술, 설탕 1큰술, 레몬즙 1큰술, 깨소금 1큰술, 소금 1작은술

암을 이기는 보약음식 만들기
준비된 재료를 섞어만 주면 맛있는 드레싱 소스가 완성된다.

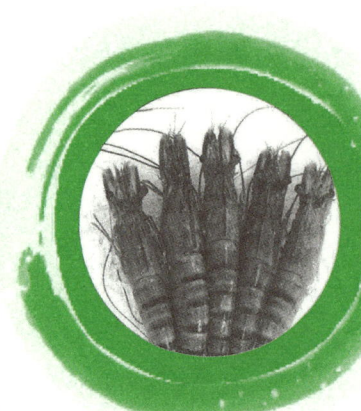

면역세포를 강화시켜 항체 생산세포를 많이 만들어 주는 물질이다.

새우젓

새우젓은 우리 나라 사람들이 가장 많이 먹는 젓갈인데, 만드는 방법은 우선 새우를 염장한 뒤 15~20℃에서 2~3개월 숙성시키면 된다.

새우의 키틴 올리고당은 대식세포, 즉 병균이나 바이러스의 침범으로 오염된 세포를 잡아먹고 이를 분해시키는 기능을 가지고 있는 세포를 활성화시키거나 혹은 면역세포를 강화시켜 항체생산 세포로 항체를 많이 만들게 해주는 물질이다.

키토산이라는 것은 화학적으로 키틴에서 아세틸기를 70% 이상 제거시킨 것을 말한다.

키토산이 만들어지는 방법은 유기산에 키틴을 넣어 녹이면 된다. 이렇게 하는 것은 키틴을 녹일 수 있는 용매가 없기 때문이다.

키토산 올리고당을 분자량의 크기에 따라 5천~1만, 3천~5천, 1천~3천 등으로 만들어 육종종양세포가 이식된 쥐를 대상으로 일정하게 매일 복강에 투여한 결과, 쥐의 체중 1kg당 50㎖씩 24일간 1일 1회 투여했을 때 체중에 큰 차이가 없었다. 하지만 종양세포의 성장억제율은 중간 크기의 올리고당(3천~5천)이 74%로 가장 높게 나타났다.

특히 새우젓이 발효되는 과정에서 베타인의 함량이 증가되는데, 베타인은 옛날부터 위액의 산성도를 조절해 주는 의약품으로 개발되어 사용하고 있다. 이 뿐만 아니라 지금은 고지혈증, 비만 등에도 사용되고 지방간이나 알코올로 인한 간기능 장해의 개선에도 효과가 있다는 보고가 있다.

새우젓 만드는 법

생새우에 소금을 뿌려 담근 젓.

빛이 흰 잔새우를 골라서 이물질이 섞이지 않도록 가린 후 물에 깨끗이 씻어서 소쿠리에 받쳐 물기를 뺀다. 새우에 소금을 1/3의 비율로 치고 잘 섞어서 적당한 항아리에 담고 꼭꼭 눌러서 위에 윗소금을 두껍게 얹고 봉해서 그늘에 둔다.

새우젓은 5월에 담근 것을 오젓, 6월에 담근 것을 육젓, 가을에 담근 것을 추젓이라 하는데, 김장용으로는 육젓을 제일로 친다. 이밖에 백하(白蝦)젓, 자하(紫蝦)젓, 곤쟁이젓 등이 있다.

새우 속의 단백질은 필수아미노산이 많은데, 글리신이라는 아미노산과 비타민이 있어 새우 고유의 맛을 더해 준다. 또한 새우는 강장식품으로 단백질과 칼슘을 비롯한 무기질 등을 함유하고 있어 새우의 선호도가 아주 높다.

우리 나라의 새우젓은 토하젓이라고도 하며, 특히 멸치젓과 함께 김치를 담그는 조미료로 애용하고 있다.

새우젓의 종류

【광천토굴 새우젓】

전국적인 명성을 얻고 있는 명품젓이라고 한다. 새우젓을 지하 7M 이하의 토굴에서 지중 온도 섭씨 13C~16C°에서 자연스럽게 약 3~4개월 저장하여 숙성시킴으로써 그 맛과 향이 타지방의 새우젓보다 월등히 뛰어나 '토굴새우젓' 이라고 한다.

오늘날에는 광천하면 토굴새우젓, 새우젓하면 광천을 떠올릴 만큼 유명해져서 김장철은 말할 나위없이 평소에도 전국에서 도매상과 소비자가 줄지어 찾는 광천이 되었다.

【육젓】

유월 땡볕에서 잡아 올린 새우를 숙성시킨 것으로 크기가 크고 살이 통통하다. 그리고 토굴 속에서 3개월 숙성시키면 국물이 우유처럼 뽀얀 빛깔이 된다. 새우젓 중에 최고의 명품 새우젓이라 할 수 있다.

【오젓】

5월에 잡은 새우를 숙성시킨 것으로 육젓보다 약간 작고 추젓보다는 좀 크다. 대체로 흰색이며 깨끗하고 육질이 좋다. 새우젓 중에 육젓 다음으로 좋은 새우젓이라 할 수 있다.

【추젓】

넉넉함이 눈부신 가을에 건져 올린 새우를 숙성시킨 것으로 오젓 보다 작으나 부드럽고 좀 덜 짠 편이다.

【세하젓】

대체로 일 년중 봄 5~6월, 가을 9~10월 사이에 잡아 숙성시킨 것으로 맛이 좋다.

【자젓】
늦은 봄 5~6월 사이 늦가을 9~10월 사이에 잡아 숙성시킨 것으로 다른 새우에 비해 작고 빛깔은 약간 더 불그스름하다. 찌개, 호박 볶을 때, 풋고추 조림 요리 등에 사용되며 맛이 아주 좋다.

좋은 새우젓 고르는 법
새우젓은 담그는 시기에 따라 오젓(음력5월), 육젓(음력6월), 추젓(삼복이후), 백하젓(겨울)으로 나뉘지며, 이중 새우살이 통통하며 염도가 높아 김장용으로 가장 많이 애용되는 것이 육젓이다. 새우젓은 껍질이 얇으며 밝은 분홍색으로 살이 굵은 것이 좋다. 붉은 색을 띠며 비린내나 구린내가 없어야 좋은 새우젓이다.

첫째, 신선하고 이종품의 혼입이 없어야 되며
둘째, 균일하고 고유한 색을 띠고 있고 오염 변색이 없는 것이어야 되고
셋째, 형태는 파쇄육 혼입이 10% 이하인 것 이어야 되며 향미는 고유의 향미, 적정 염도의 제품, 이미와 이취가 없는 것이어야

하며, 액즙은 정미량의 20% 이하여야 되며, 마지막으로 모래, 흙 등 기타 자물의 혼입이 없어야 된다.

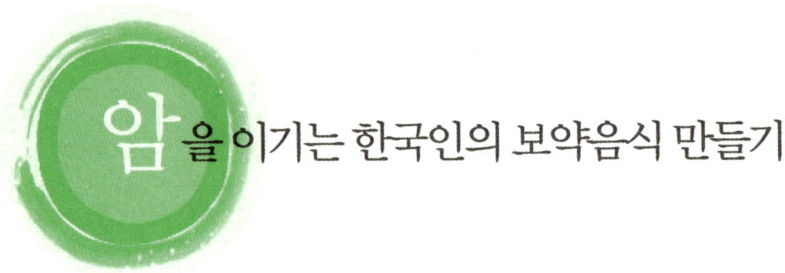

암을 이기는 한국인의 보약음식 만들기

애호박 새우젓찌게

암을 이기는 보약음식 궁합재료

애호박, 양파, 멸치 다시국물, 다진 마늘 조금, 대파, 풋고추, 고춧가루, 새우젓, 식용유 약간

암을 이기는 보약음식 만들기

1. 양파를 도톰하게 채 썬다. 애호박을 한 입 크기로 도톰하게 썬다. 대파, 풋고추를 어슷하게 썬다.
2. 쿠거에 애호박, 양파, 고춧가루, 새우젓(너무 짜지 않게) 다진 마늘, 대파, 풋고추, 식용유 약간을 넣고 살짝 볶아 준 후 멸치다시 국물을 자작하게 붓고 애호박이 살짝 무를 때까지 보글보글 끓여 낸다.

호박 새우젓 볶음

암을 이기는 보약음식 궁합재료

애호박 1개, 새우젓 1스푼, 다진 마늘 1티스푼, 소금 약간, 고춧가루 1티스푼

암을 이기는 보약음식 만들기

1. 먼저 애호박을 깨끗이 씻어준다. 동글게 전할 때처럼 잘라주고 둥근 것을 다시 4등분한다.
2. 프라이팬에 기름을 살짝 두르고 팬이 달궈지면 다진 마늘을 1개 정도 넣어준다.
3. 썰어놓은 호박을 넣어준다. 호박이 투명해질 때까지 볶아준다.
4. 투명하게 잘 볶아진 호박에 새우젓으로 간을 한다.
5. 간을 맞췄으면 고춧가루를 1티스푼 정도 넣어주면 준다.

두부 새우젓국

암을 이기는 보약음식 궁합재료

두부 1모, 굴 200g . 새우젓 2큰술, 실파 8뿌리(또는 대파 한대), 다진 마늘 2작은술, 붉은 고추 1개, 푸른 고추 1개, 후추(또는 고춧가루)

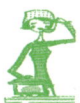

암을 이기는 보약음식 만들기

1. 두부는 살짝 씻어준 후 깍두기 크기로 썰어둔다.
2. 굴은 소금물에 넣고 껍질과 지저분한 없애준 후 살살 흔들어 건진후 물기를 빼준다.
3. 냄비에 물을 넣고 끓여준다. 이때 무를 조금 넣어주거나 다시마를 넣어도 국물이 맛있다.
4. 실파는 송송(대파는 어슷어슷) 썰어주고 붉은 고추도 썰어둔다. 양파나 당근 있으면 채 썰어서 조금넣어 줘도 좋다.
5. 국물이 끓으면 두부를 먼저 넣는다. 양파나 당근을 넣고 싶다면 이때 같이 넣어준다. 어느 정도 끓으면 새우젓을 넣고 간이 약하면 새우젓을 조금 더 넣거나 소금으로 간을 맞춰도 된다.
6. 굴을 넣고 익으면 고추, 파, 마늘을 넣어서 한소끔 끓여주면 된다.

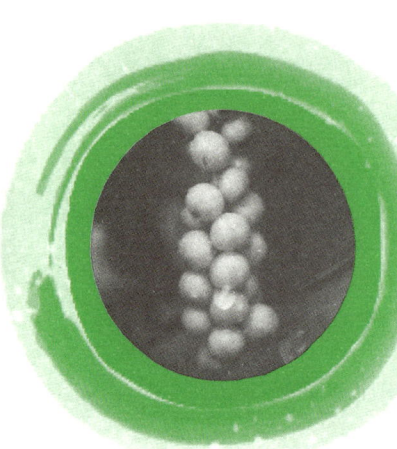

머루에는 항암과 관련된 성분들이 많이 들어 있다

머루

머루에는 항암과 관련된 성분들이 많이 들어있다. 예를 들면 레스베라톨, 폴리페놀, 카테친, 레스베라톨 4분자가 모인 호피페놀, 헤이니놀, 이소호피페놀, 시티신, 비티시푸란 등이다.

머루의 구성은 80%가 수분이고, 그 다음으로 조단백질이 0.87~1%, 조지방이 0.25~0.6%, 환원당이 11.95~19% 등이다.

성분 함량은 다소 차이가 있지만 카테친 약 50 mg/kg, 폴리페놀 약 150㎍/㎖(착즙액), 레스베라톨 약 60㎍/g(과피에 일반포도보다 10배 이상이 들어 있음) 등을 비롯해 호피페놀, 헤이니놀, 이소호피페놀, 시티신, 비티시푸란(뿌리) 등도 다량으로 들어있다.

이 중에서 레스베라톨 물질은 머루 외에 오디, 땅콩 등 72종 이상의 식물체에도 들어 있는데, 항암과 심혈관 질환 예방에 탁월한 효능이 있다. 암은 3단계를 거치면서 생성되는데, 레스베라톨은 3단계 모두에 작용이 된다.

다시 말해 암 개시를 촉진시키는 1단계 효소인 CYP450를 저해시켜 암발생을 억제한다. 해독화와 관련된 2단계 효소인 쿠논환원효소를 유도하여 DNA변이와 손상을 억제한다. 암 촉진단계 효소인 사이크로옥시게나제-2, 유도형 산화질소 합성효소, 단백질 인산화효소 등을 저해시킨다. 또한 암의 진행 단계에서는 미분화된 암세포 분화를 유도하고 암세포의 세포주기 저해와 세포사멸을 유도한다.

머루의 섭취방법은 포도처럼 생과나 열매에서 추출한 주스나 이것을 발효시킨 와인을 마시면 된다. 머루의 뿌리는 한약재로 이용되는데, 민간에서는 잎의 추출물로 구토, 설사, 동상, 빈혈치료에 쓰이고 있다.

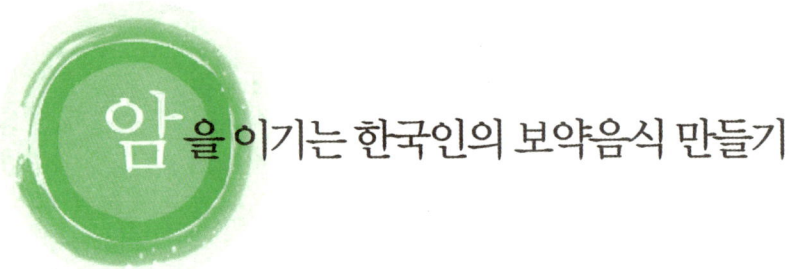
암을 이기는 한국인의 보약음식 만들기

머루 드레싱 샐러드

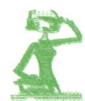 암을 이기는 보약음식 만들기

1. 머루는 알알이 때서 그릇에 담고 으깨어 씨와 껍질을 분리해 즙을 낸다.
2. 머루즙에 플레인 요구르트, 올리브유, 설탕, 레몬즙, 소금, 후추를 살짝 뿌려준다.
3. 양상추는 손으로 뜯어주고 토마토, 오이, 파프리카를 먹기 좋게 썰어 그릇에 담아 머루를 올려준다

머루주

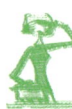 암을 이기는 보약음식 만들기

잘 익은 산머루를 구해서 물에 깨끗이 씻은 후 물기가 빠지면 독이나 항아리에 담는다. 머루는 발효 가스가 많기 때문에 일체 설탕을 넣으면 안 된다. 재료량의 2~3배 정도 독한 술을 붓고 밀봉하는데 목이 가늘고 입이 좁은 그릇, 입구가 나사식으로 된 그릇에다 담는 것이 좋다. 술이 완숙되기 전에 자체에서 가스가 생겨 터져 버리는 경우가 많기 때문이다. 꼭 밀봉하여 냉암소나 지하실에 보관하는데 보관 도중에 그릇을 움직이거나 옮기면 안 된다. 보관한 지 3~4개월이면 술이

완숙된다. 피로회복에 좋고 식욕을 증진시키며 소화에 큰 도움을 준다고 한다.

머루 엑기스 만들기

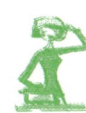
암을 이기는 보약음식 만들기

머루와 설탕을 같은 양을 넣고 밀봉하여 선선한 곳에서 100일 정도 숙성시킨 다음 머루를 건져내면 머루 엑기스가 완성된다.

머루(포도)잼 만들기

암을 이기는 보약음식 만들기

1. 잘 씻어 머루알을 뗀다.
2. 냄비에 넣고 끓이기(물을 부으면 안 된다)
3. 소쿠리에 걸러 액만 받는다.
4. 머루액을 끓이면서 설탕을 기호에 맞게 넣고 저어가며 졸인다.
5. 알맞은 농도가 되면 불을 끄고 식힌다.

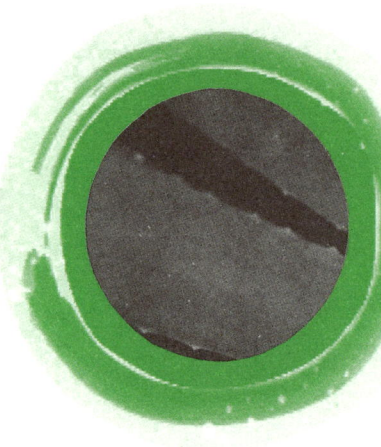

알로에에 함유된 이모딘, 알록틴A 등은 항암 작용에 효과가 있다

알로에

알로에는 예로부터 노화방지에 많이 사용되고 있으며, 알로에에 함유된 이모딘, 알록틴A 등은 항암작용에 효과가 있다. 이모딘, 알록틴A 성분은 피부세포의 증식작용과 치료에 대한 촉진 효능도 가지고 있다.

예를 들면 여름철 일광욕으로 자외선에 과다 노출되면서 피부면역기능에 손상을 입었을 때 알로에를 사용하면 손상된 피부를 회복시킬 수가 있다.

이외에도 난치성 피부병, 화상치료, 류머티즘 예방과 치료, 염증, 소화기 궤양, 호흡기 질환 예방과 치료, 히스타민, 면역기능조절, 방사선에 의한 백혈구 감소, 암 등의 예방과 치료에 탁월한 효능이 있다. 또한 환경오염으로 인한 중금속 중독을 예방한다.

이 중에서 알로에의 항암효과는 다음과 같다. 즉 알로에에 들어있는 이모딘은 암세포의 유전자 복제과정을 억제시켜 암세포

증식을 막아준다.

  이것은 국내 연구진의 연구결과에 의하면 암세포 성장과 전이와 관련된 신생혈관 생성을 억제시킴으로써 암의 발병을 막아준다고 발표하기도 했다. 신생혈관 생성이란 암의 성장과 전이에 필요한 혈관을 만들어 내는 과정을 말한다. 이모딘은 결명자, 둥글레차, 대황 등에도 다량으로 들어 있다.

알로에 껍질 벗기는 요령

깨끗이 씻고 물기를 닦아낸 알로에를 20~30cm의 길이로 자르고 생선 지느러미 자르듯 가장자리 가시 있는 부분을 칼로 도려낸다. 생선포를 떠내듯 껍질과 껍질 사이에 칼을 넣어 2등분 한다. 껍질이 도마표면에 닿게 하고 알로에 살을 얇은 밥주걱 같은 것으로 주욱 밀면서 투명한 육질만 벗겨낸다. 분리된 육질(편)은 필요한 크기로 잘라서 쓴다.

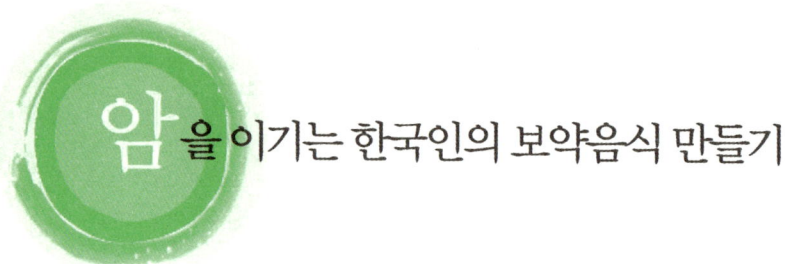

암을 이기는 한국인의 보약음식 만들기

알로에 술

암을 이기는 보약음식 궁합재료
알로에 3.5kg, 소주 1.8리터 2병술, 검은 설탕 반 컵, 질금 2홉

암을 이기는 보약음식 만들기
1. 잎을 채 쓸듯이 썰어 검은 설탕과 질금을 잘 넣고 소주를 채운다.
2. 18~20도 정도의 실온에서 1달 후 내용물 건더기를 걸러낸 후 같은 온도에서 한 달 정도 더 숙성을 시킨 후 복용을 한다.
3. 1~2잔 반주로, 잠자기 전, 피곤할 때, 몸이 아플 때 마시면 된다.

알로에 차

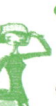

암을 이기는 보약음식 만들기
말린 아보레센스의 잎을 빻지 않고 달여서 마신다. 꿀을 넣어 마셔도 된다. 효과는 아보레센스 생잎을 먹을 때와 같으며 생잎을 먹기 힘들면 말린 잎을 갈아서 먹어도 된다.

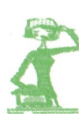
알로에 가루

암을 이기는 보약음식 만들기

몸이 가려운 사람, 피부 질환이 있는 사람, 피부를 부드럽게 탱탱하게 하고 싶은 사람은 알로에 가루를 타서 목욕을 하기도 하고, 빻지 않은 것을 다른 용기에서 우려낸 다음 목욕물에 섞어서 목욕 또는 좌욕도 하며 머리가 가려운 사람은 머리를 감기도 한다.

알로에 엿

암을 이기는 보약음식 만들기

보통 물엿(조청)에 같은 양의 알로에 즙액을 양푼에 담아서 중탕 식으로 끓는 물속에 양푼을 띄우고 잘 저어서 완전히 섞이고 알맞게 졸아든 다음에 꺼낸다. 감기, 편도선염, 구내염 등의 입병에 효과가 있다.

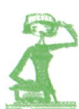
알로에 분말과 정제

암을 이기는 보약음식 만들기

알로에 생잎을 먹기 힘이 드는 사람, 멀리 출장을 갈 때 많이 이용을 한다.

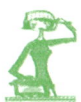
알로에 주스

암을 이기는 보약음식 만들기

2컵의 주스를 만들려면 알로에 생잎 200~300g에 작은 요구르트 2~4병을 믹서에 넣은 후 갈아서 마시며 다른 주스 또는 과일, 꿀 등을 섞어 넣어 먹어도 된다.

씹어서 먹는 법
암을 이기는 보약음식 만들기

잎의 양면에 붙은 가시를 떼어내고 껍질 채 씹어 먹는데 황색 수액으로 인해 쓴맛을 느낄 수 있기 때문에 익숙해진 경우가 아니고는 먹기 힘들다. 이 때는 알로에 잎을 뿌리 쪽으로 잘라 황색 수액을 흐르게 해서 제거한 뒤 먹으면 쓴맛은 물론 풋내도 없어진다.

갈아서 먹는 법
암을 이기는 보약음식 만들기

믹서에 준비한 채소 분량의 2/3쯤 물을 넣고 갈아 먹는다. 효능을 높이기 위해서는 물의 양을 줄이는 것이 좋다. 어린이와 같이 맛 때문에 알로에를 꺼리는 경우라면 만들 때 꿀이나 과일즙을 조금 넣어도 괜찮다. 하지만 설탕은 되도록 넣지 않는다.

즙으로 먹는 법
암을 이기는 보약음식 만들기

소화기능이 좋지 않은 환자나 공복에 장을 위해 마시는 건강음료로 활용할 수 있다.

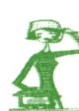
달여서 먹는 법

암을 이기는 보약음식 만들기

생즙에 비해 뛰어난 효과를 기대할 수는 없지만 상습 변비나 체질이 약한 사람에게 좋다. 아보레센스나 베라를 잘게 다지거나 으깨어 한약을 달이는 약탕기에 준비된 알로에와 같은 비율의 물을 함께 넣고 처음에는 센 불로 익히다가 후에는 약한 불로 약 한 시간 정도 물이 반쯤으로 줄어들 때까지 달인다. 다 달여지면 불에서 내려 식힌 다음 거즈나 약수건으로 짜서 하루에 3회 1큰술 정도씩 먹는다. 냉장고에 넣어두면 2~3일 정도 보관이 가능하다

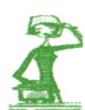
알로에를 다른 야채, 과일과 함께 갈아서 마신다.

암을 이기는 보약음식 만들기

보통 이 경우에는 알로에 가시를 제거하고 껍질째 갈아먹는 사람도 있는데, 껍질에는 자극적인 성분이 있으므로 위염이나 위산과다 증세가 있는 사람은 껍질을 제거하는게 좋다. 껍질째 갈아먹을 경우에는 식후에 소화를 돕는다. 설탕이나 요구르트 보다는 천연과일이나 꿀을 첨가해서 먹는 게 좋다.

과일화채 또는 샐러드와 함께 먹는다.

수박 화채나 다른 과일 화채를 만들어 얼음과 함께 시원하게 먹을 때, 알로에를 얼려두었다가 함께 섞어 먹으면 좋다.
사각형의 얼음포켓에 알맞은 크기로 잘라넣어 얼렸다가 필요할 때 물로 녹여서 얼음과 함께 사용한다(껍질제거하고 얼음조각보다 작은 크기) 투명하게 얼린 알로에 얼음조각은 얼음 대신 술에 한 조각 띄워서 먹어도 좋다.

도토리, 메밀묵과 함께 먹는다.

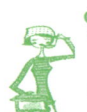
암을 이기는 보약음식 만들기

묵을 먹을 때 적당한 크기로 잘라서 야채와 어우러져 양념이 된 상태로 먹으면 역겨움 없이 쉽게 먹을 수 있다. 이때 알로에의 크기는 묵보다 얇게 잘라야 한다. 다이어트에 좋은 곤약과 함께 먹어도 좋다.

알로에 냉면과 비빔국수, 콩국수

암을 이기는 보약음식 만들기

냉면이나 국수를 먹을 때, 맛도 중요하지만 고명이 주는 맛깔스러움이 음식 맛을 더할 때가 있다. 1.5cm x 5cm 크기로 얇게 저며서 고명으로 얹으면 투명하고 시원한 빛깔이 먹음직스럽다.

알로에 양갱 만들기

암을 이기는 보약음식 궁합재료
알로에, 한천, 팥, 설탕, 물엿

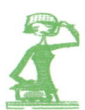

암을 이기는 보약음식 만들기
1. 한천을 물에 담그고 20~30분 불린다.
2. 알로에 껍질을 얇게 벗겨 적당하게 썰어낸 뒤 뜨거운 물로 헹궈내서 점액질을 제거한다.
3. 불린 한천에 물 한 컵을 넣고 끓이다가 한천이 녹으면 물엿과 설탕을 넣고 다시 한 번 끓인다.
4. 설탕이 녹으면 알로에를 넣고 걸쭉해질 때까지 기다린다.
5. 끓인 재료를 모양 틀에 부어 차게 식히면 알로에 양갱 완성된다.
6. 이때 동일한 방법으로 팥을 이용해도 좋다

알로에 샐러드 만들기

암을 이기는 보약음식 궁합재료
알로에, 오이, 양배추, 마요네즈, 우유, 설탕, 레몬 등

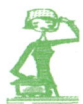

암을 이기는 보약음식 만들기
1. 껍질을 벗겨 얇게 썰어 낸 알로에를 뜨거운 물에 헹구어 점액을 제거한다.
2. 각종 채소와 과일을 썰어 찬물에 담가둔다.
3. 소스를 만들기 위해 파인애플, 레몬, 키위 등을 잘게 썰어 설탕, 마요네즈 등을 섞어 믹서에 갈아둔다.
4. 드레싱을 알로에가 들어간 채소 위에 뿌려주면 완성된다.

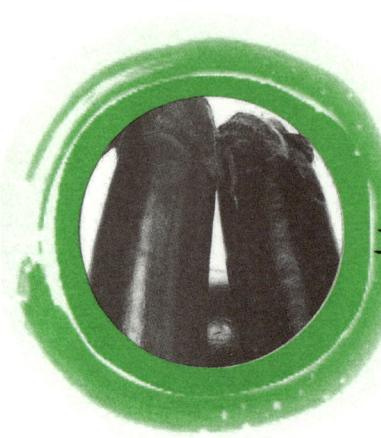

잇몸 염증, 고혈압, 동맥경화 예방에
효능이 좋다

가지

    가지의 단점은 토마토나 오이보다 비타민이 다소 부족하다. 가지의 약 93%가 수분이며, 먹을 수 있는 부분 100g을 기준으로 단백질 0.9g, 지질 0.1g, 당질 4.5g 등을 비롯해 β-카로틴은 32㎍, 비타민c 9mg이 들어있다.
    가지는 영양적인 면이 부족하지만. 그 대신 담백한 맛과 함께 씹을 때 부드러운 촉감으로 사람들이 좋아하는 채소이다.
    연구에 따르면 혈관을 강하게 하고 열을 낮추며, 잇몸과 구강 내의 염증, 고혈압, 동맥경화 예방에도 효과가 있다고 한다.
    다시 말해 가지는 벤조피렌이나 아플라톡신을 비롯해 탄 음식에서 나오는 발암물질 등에 대해 억제가 브로콜리나 시금치보다 약 2배 정도의 효과가 있었으며, 암세포를 이용한 실험에서도 암활성을 억제시키는 효과가 높았다.

가지에 함유된 암 예방물질은 알칼로이드, 페놀화합물, 클로로필, 식이섬유소 등이 있지만, 청색의 안토시아닌이 항산화와 암 예방에 중요한 역할을 한다. 즉 성인병을 막아주는 과일로 블루벨리를 많이 섭취하는데, 가지가 블루벨리의 대체식품으로 쉽게 먹을 수 있다.

가지의 식이섬유소는 대장암이나 유방암의 원인인 동물성 지방과 콜레스테롤을 대장에서 제거시켜 주며, 장운동의 촉진과 함께 변비 예방에도 탁월하다.

이밖에 각기, 화농, 치통, 혈변, 하리 등에 대한 약리성분도 함유되어 있다.

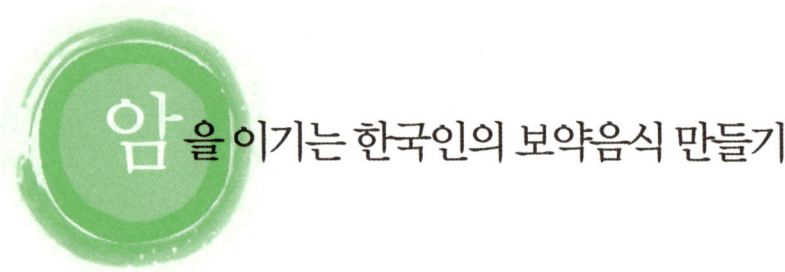
암을 이기는 한국인의 보약음식 만들기

가지 된장소스 찜

암을 이기는 보약음식 궁합재료
가지 3개, 돼지고기 100g, 밀가루 2큰술, 다진 파, 마늘 약간, 소금, 후추 약간, 참기름 약간,
된장소스 재료 : 물 1½컵, 멸치 10g, 양파 ¼개, 풋고추 1개, 홍고추 1개, 된장 2큰술, 고춧가루 1작은술, 파, 마늘 약간

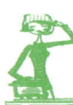
암을 이기는 보약음식 만들기

1. 가지 칼집 내어 절이기
가지는 5cm 길이로 토막 내어 도마 위에 세우고 자른 면에 열십자로 칼집을 넣고 소금을 뿌려 절였다가 물기를 꼭 짠다.

2. 고기 양념하기
고기에 다진파, 다진마늘, 소금, 후추, 깨소금, 참기름으로 양념한다.

3. 가지에 고기 끼워 넣기
가지에 밀가루를 뿌리고 양념한 고기를 열십자 부분에 끼운다.

4. 된장 소스 만들기
멸치, 양파, 풋고추, 홍고추, 파, 마늘을 아주 잘게 썰어 기름을 두른 팬에 볶다가 된장과 고춧가루를 풀고 물을 부어 끓인다.

5.소스로 찜하기
끓기 시작하면 가지를 넣고 뚜껑을 덮어 간이 충분히 배도록 찐다.

가지 양념하기
가지는 수분이 많으므로 소금에 절인 다음 물기를 꼭 짜낸다. 된장과 멸치 양념으로 찜을 하면 구수하고 깊은 맛이 난다.

가지볶음

암을 이기는 보약음식 궁합재료
가지 2개, 대파 1/2대, 마늘 2쪽, 소금 약간, 까나리 액젓, 깨소금, 참기름 2작은술, 후춧가루, 실고추 약간(혹은 붉은 고추)

암을 이기는 보약음식 만들기
1. 가지는 꼭지를 떼고 1cm의 폭으로 어슷 썬 뒤 약하게 간한 소금물에 담가둔다.
2. 마늘은 납작하게 썰어놓고 대파는 어슷 썬다.
3. 가지는 물에서 건져 물기를 제거한다.
4. 오목한 팬을 달구어 기름을 두른 후 마늘 편을 넣어 향을 낸 후 가지를 넣고 볶는다.
5. ④에 어슷 썬 파와 소금 까나리 젓, 깨소금, 참기름 등의 양념을 넣은 후 중불에서 오랫동안 볶아낸다.

가지튀김

암을 이기는 보약음식 **궁합재료**
가지 1개, 치즈 3장, 계란 1개, 밀가루 2작은술, 빵가루 1C, 튀김가루, 소금 약간

암을 이기는 보약음식 **만들기**

1. 가지는 0.5cm 두께로 썰어 연한 소금물에 담궜다 건진다. 꺼낼 때에는 작은 체를 겹쳐서 쓴다.
2. ①의 가지에 밀가루를 묻히고 가지와 가지 사이에 치즈를 넣어준다.
3. ②에 계란물, 빵가루를 씌운다.
4. 튀김기름의 온도가 오르면 ③를 튀겨낸다

가지무침

암을 이기는 보약음식 **궁합재료**
가지 400g, 실파 1뿌리, 붉은고추 1개, 간장 3큰술, 깨소금 반큰술, 소금 조금, 참기름 2작은술, 마늘 반큰술

암을 이기는 보약음식 **만들기**

1. 가지는 꼭지를 떼고 길이로 반 갈라 속이 위를 향하게 놓고
2. 소금을 약간 넣어 쪄 낸 후 찬물에 잠시 담갔다가 건져 놓는다.
3. 실파는 다지고, 붉은 고추는 2등분한 후 씨를 털고 다진다.
4. 다져놓은 붉은 고추, 실파와 간장, 깨소금, 고춧가루, 마늘 참기름을 분량대로 섞어 양념장을 만든다.
5. 쪄내어 식힌 가지는 가지런히 담고 양념장을 얹는다.

6. 먹을 때 찐 가지와 함께 무쳐 먹는다.

가지김치

암을 이기는 보약음식 궁합재료
가지, 부추, 무, 굵은 파, 마늘, 생강, 고춧가루, 소금, 보리쌀

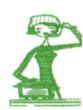

암을 이기는 보약음식 만들기
1. 가지는 연하면서 너무 굵지 않은 것으로 선택하여 꼭지를 잘라 내고 10cm 길이로 자른다. 양끝의 1cm 정도씩을 남기고 가운데에 두세 갈래의 칼집을 낸다.
2. 부추와 무는 씻고 다듬어서 1cm 길이로 썬다.
3. 굵은 파는 깨끗이 다듬어서 곱게 다진다.
4. 마늘과 생강은 껍질을 벗기고 다듬어서 찧어놓는다.
5. 보리쌀은 물 4컵을 붓고 물의 양이 반으로 줄어들 때까지 삶은 다음 체에 받쳐 물만 받아낸다.
6. 칼집이 난 가지를 찜통에 넣고 10분 정도 찐다.
7. 썰어놓은 부추에 무채와 고춧가루, 다진 파, 다진 마늘과 생강을 넣고 소금으로 간을 하여 버무린다.
8. 소를 찐 가지의 칼집 사이 사이에 넣고 항아리나 단지에 차곡차곡 담는다.
9. 보리 삶은 물에 소금을 약간 넣고 간을 맞추어 항아리에 붓고 익힌다.

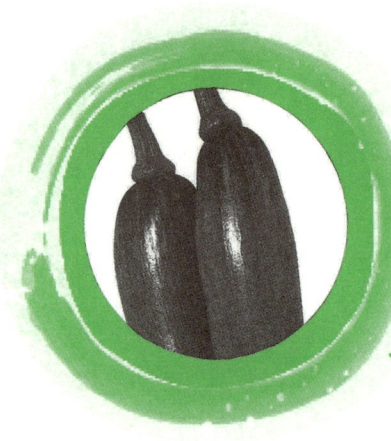

호박에 함유된 카로티노이드 색소 성분이
항암 효과가 있다

호박

　호박이 누런 빛깔을 띠는 이유는 호박에 함유된 카로티노이드 색소인 카로틴 때문이다. 이 성분이 항암 효과가 있다는 연구보고서가 꾸준히 발표되면서 호박의 약리 작용에 힘을 실어주고 있다. 따라서 늙은 호박을 고를 때는 누렇게 잘 익은 것을 골라야 약효가 뛰어나고 당도가 높다.

　호박은 단백질, 탄수화물, 미네랄, 식이섬유 등을 함유하고 있으며 비타민A, 비타민C, 비타민E 등 다량의 비타민을 함유하고 있는 비타민의 보고다. 예로부터 '동짓날 호박을 먹으면 중풍에 걸리지 않는다'는 말이 전해 내려올 정도로 겨울철에 호박을 많이 먹으면 감기에 대한 저항력이 길러지고 동상도 예방할 수 있다고 한다.

　무엇보다 호박은 콩팥 기능이 나빠서 부종을 겪는 환자나 회복기 환자들이 죽이나 즙으로 만들어 먹는 인기 메뉴다. 특히 우리 나라에서는 산후 부기가 빠지지 않은 산모가 복용하면 좋다고 알려져 있다.

호박은 호박살(과육)뿐만 아니라 잎, 줄기와 꽃, 씨, 껍질, 덩굴까지 어느것 하나 버리는 것이 없는 약알카리성 식품이다. 무엇보다 호박은, 미국 국립암연구소의 연구에 따르면, 당근, 고구마와 함께 하루 반 컵 정도의 늙은 호박을 별도로 먹으면 흡연으로 인한 폐암의 위험을 반감시킬 수 있다고 한다.

또 동짓날 호박죽을 먹으면 중풍에 걸리지 않는다는 얘기가 있을 만큼 호박은 중풍 예방에도 좋다. 호박의 당분은 소화가 잘 되므로 회복기의 환자나 위가 약한 사람에게 좋다. 그래서 위장이 약하고 마른 사람이 꾸준히 먹으면 위가 강화되고 살이 찌는 효과를 얻는다.

또한 비만증인 사람의 다이어트, 당뇨나 산후의 부기를 빼는 데에도 늙은 호박을 따를 만한 식품이 없다. 이는 호박이 살을 찌게 하는 성질을 갖고 있는 동시에 몸 안의 수분이나 노폐물을 잘 빼주는 성질을 갖고 있기 때문이다. 또 호박은 불면증에도 효과가 있고 호박의 펙틴 성분은 식물성 섬유소로 이뇨작용을 돕고 담석증 예방에도 좋다. 또한 늙은 호박은 성인병이나 변비, 설사, 기침이나 감기, 냉증, 피부보호, 야맹증에도 도움이 된다.

각 증상에 따라 효과적으로 이용하는 방법

당뇨, 비만, 신장, 위장장애
호박요리, 호박죽이 좋다.

피부미용, 체질개선
호박과 팥, 흑설탕이나 꿀을 넣은 호박범벅을 자주 해 먹거나 호박오가리로 수프를 자주 만들어 먹어도 좋다.

기침, 천식
호박 식혜를 만들어 꾸준히 먹는다. 만성적인 기침에는 호박씨를 달여서 하루 3~4번 반 컵 정도씩 식전에 마신다.

스태미나 부족, 전립선 비대
호박씨를 까 먹거나 달여 먹는다.

신장과 방광기능 저하
늙은 호박을 여러 가지로 조리해서 먹는 것이 좋은데, 늙은 호박을 대추, 꿀 등과 푹 고아서 먹는 방법이 효과적이다.

위궤양, 십이지장궤양
호박죽이나 찜이 좋다. 호박죽을 계속 먹으면 위장을 튼튼하게 하여 계속되는 설사를 멈추게 한다.

신경통

늑간신경통으로 가슴이 아플 때는 호박 찜질을 하면 진통, 소염 효과가 있다. 호박을 찜통에 넣고 푹 찐 다음 절구에 넣고 으깨서 따뜻할 때 부위에 직접 붙이지 않고 거즈나 한지에 발라 붙인다. 식으면 따뜻한 것으로 바꿔주고 하루 2~3회 반복하면 따뜻한 기운이 은근히 퍼져 나가면서 아픈 증세가 서서히 가라앉는다.

유산이나 조산방지

자궁이 약해 유산이 염려되는 사람은 호박덩굴을 말려 곱게 가루를 낸 다음 매일 한 스푼씩 먹는다.

껍질을 벗긴 호박씨를 120g정도를 볶아 곱게 갈아 1회 30g씩 따뜻한 물과 함께 먹어도 좋다.

요리 종류

국수호박으로 다양한 요리를 만들 수 있다. 국수호박에서 면발을 뽑아내는 방법은 간단하다. 먼저 호박을 반으로 잘라 끓는 물에 12~14분 정도 삶은 뒤 꺼내 찬물에 넣고 식힌 후 껍질을 손으로 눌러주면 속살이 국수가닥처럼 풀어져 나온다.

□ 수제비

국수호박에서 뽑아낸 사리를 적당히 잘라 밀가루에 넣고 물은 넣지 않고 반죽한다. 반죽이 되면 끓는 물에 적당한 크기로 떼어 넣고 다 익으면 갖은 양념을 한다.

□ 만두

사계절 음식이라고 할 수 있는 만두는 먼저 잘게 간 돼지고기와 국수호박 사리에 물기를 없앤 두부, 부추, 당근, 양파 등을 넣어 다진다. 여기에 마늘, 참기름, 후추, 소금, 깨소금 등을 함께 넣고 양념해 만두 속을 만든다.

만두피에 먹기 좋게 속을 적당량 넣어 빚는다. 이렇게 빚은 만두를 육수에 끓여내면 된다.

□ 비빔

비빔은 국수호박에서 뽑아낸 호박 사리에 양념을 한 후 초장과 육수, 깻잎, 양배추, 참기름을 넣고 비빈다.

□ 냉면

　냉면은 일반 냉면처럼 각종 냉면 재료에 호박사리를 넣어 먹으면 별미다.

□ 콩호박국수

　맷돌에 갈아 만든 콩국에 국수호박 사리를 넣고 콩국수처럼 먹는다.

□ 전

　각종 채소와 섞어 전으로 부쳐 먹어도 별미이다.

□ 오징어 무침

　끓는 물에 살짝 데친 오징어에다가 오이, 당근, 국수호박 사리를 양념 초장에 버물러 먹어도 별미다.

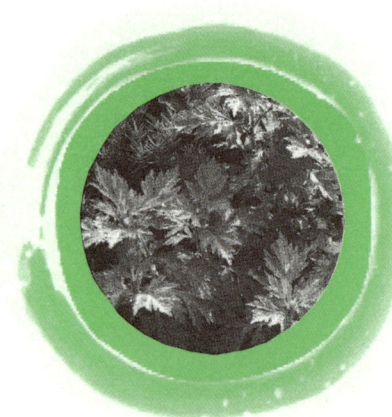

쑥이 함유하고 있는 다양한 성분들이 암을 예방하는 효과가 있다

1945년 원자폭탄이 투하됐던 히로시마에서 가장 먼저 자라난 식물이 쑥이었다고 한다. 그 정도로 쑥의 생명력은 유달리 강한데, 식물을 찾아보기 어려운 버려진 땅에서 오직 쑥만 자라난 경우가 많다고 한다.

쑥이 가지고 있는 독특한 향은 치네올이라는 성분 때문이며 무기질과 비타민이 풍부하다. 이 치네올은 우리가 복용을 하게 되면 위액분비를 촉진시켜준다.

그래서 소화력을 도와주며, 또한 우리 몸 속에서 항균 내지는 살균 효과가 아주 뛰어나다.

암을 예방하는 데 있어 가장 주요한 성분은 항산화 활성이 높아 활성산소를 제거하는데 탁월한 효과가 있는 비타민 A와 베타카로틴이다. 이뿐 아니라 쑥이 함유하고 있는 다양한 성분들이 암을 예방하는 효과를 지니는데, 그 대표적인 성분으로는 요모긴과 아르테미시닌을 들 수 있다. 그중 요모긴은 아폽토시스(암세포 자살 유도)를 유도해 암을 예방하는 역할을 한다.

특히 비타민A가 매우 풍부해 하루에 쑥 80g만 먹어도 필요한 비타민A 양을 충분히 공급할 수 있다. 쑥에는 항산화 활성이 높은 베타카로틴이 풍부하게 함유되어 있다.

베타카로틴은 몸속에 들어와 비타민 A로 전환되는데 몸 속에서 전환된 이 비타민 A가 몸 안에 침입한 세균이나 바이러스에 대한 저항력을 높여주어 암과 같은 질병에 대한 면역기능을 향상시켜 준다.

암을 이기는 한국인의 보약음식 만들기

애탕

암을 이기는 보약음식 궁합재료
삶은 쑥 100g, 쇠고기 100g, 밀가루 1/2컵, 달걀 2개, 실파, 맑은 집간장, 양념장
(간장에 다진 파, 다진 마늘, 후춧가루, 참기름, 깨소금)

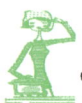

암을 이기는 보약음식 만들기
1. 쑥은 살짝 데쳐 찬물에 헹군 뒤 꼭 짜서 곱게 다진다.
2. 쇠고기는 곱게 다져 양념한 다음, 다진 쑥을 넣고 함께 버무려 완자로 빚는다.
3. 양지머리 국물에 간을 한 후 팔팔 끓이다가 완자를 밀가루에 굴리고 달걀을 입혀 하나씩 떠 넣는다.
4. 파를 넣고 한소끔 끓인다.

쑥국

암을 이기는 보약음식 궁합재료
다시용 멸치 15마리, 물 3컵 쑥 1줌(손으로 잡았을 때 한 뭉치), 다진 마늘 3/1 수저 된장 3/2수저, 고추장 3/1수저

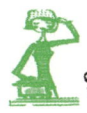 암을 이기는 보약음식 만들기
1. 다시용 멸치를 냄비에 불을 올리고 살짝 볶아준다.
2. 물을 붓고 10분 정도 팔팔 끓인 다음 멸치는 건져 낸다.
3. 끓인 다시 물에 된장 고추장 넣고 잘 풀어 주시고 다진 마늘 넣어준다.
4. 한 번 팔팔 끓으면 쑥을 넣고 불을 꺼준다.

쑥버섯 볶음

암을 이기는 보약음식 궁합재료
쑥 50g, 표고버섯 3장, 양송이 50g, 마늘 1작은술, 간장 2작은술, 설탕 약간, 소금 약간, 후추(가루) 약간, 식용유 약간

 암을 이기는 보약음식 만들기
1. 마른 표고버섯은 따뜻한 물에 불려 밑둥을 없애고 물기를 꼭 짠 다음 채 썬다.
2. 쑥의 질긴 부분을 없앤 후 끓는 물에 데쳐 물기를 짠다.
3. 느타리버섯은 끓는 물에 데쳐 물기를 없애고 손으로 찢는다.
4. 팬에 식용유를 두르고 저민 마늘을 볶다가 표고버섯, 느타리버섯, 쑥을 넣어 볶는다(센불에서 빠르게 살짝 볶아야 맛있다).
5. 간장, 설탕, 소금, 후춧가루를 썩어 4에 넣어 간을 해 마무리한다.

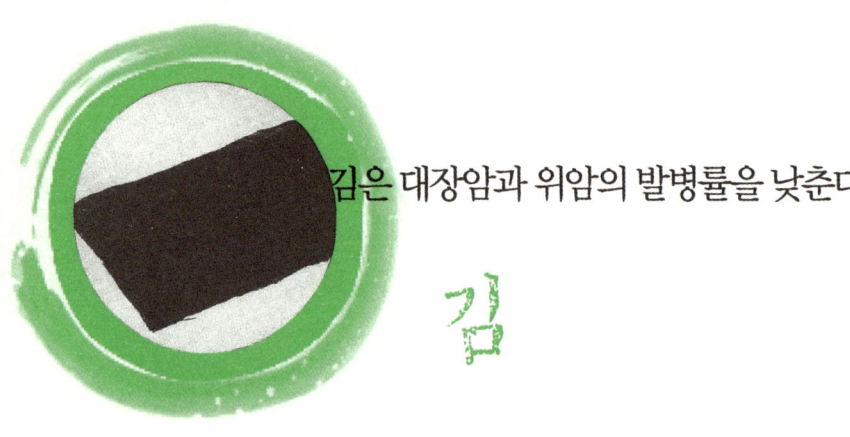

김은 대장암과 위암의 발병률을 낮춘다

 김이 가지고 있는 단백질의 아미노산 조성은 타우린이 약 1.0% 정도 함유되어 있어 식품 중에서는 오징어, 문어, 굴 등의 몇몇 수산 제품을 제외하고는 가장 함량이 높다.

 타우린은 항암 아미노산으로 콜레스테롤 저하 간장보호 작용 뿐만 아니라, 어린아이의 성장에 매우 중요한 아미노산으로 분유에 함유시키고 있는 성분이다.

 또한 김에는 비타민 B12가 비교적 다량 함유되어 있는데, 이 비타민은 두뇌 발전과 밀접한 비타민이다. 따라서 어린이의 성장에 중요한 타우린과 비타민 섭취를 위해서는 김의 섭취가 매우 중요하다.

 김은 대장암과 위암의 발병률을 낮춘다. 김의 함유 성분 중 포피란은 김에만 들어 있는 생리활성물질이면서 식이섬유의 일종이다. 이것이 장의 활동을 원활하게 하고 배변이 잘 되게 하여 유독성분이 장내에 머무는 시간을 줄이는 등 유독성분의 흡수를 차단하여 대장암의 발병률을 낮추는 것이다. 또 푸코이단, 알긴산 등과 마찬가지로 다양한 암세포의 자연적 세포사멸을 유도하여 암세포의 성장을 억제하기도 한다.

또한 동맥경화, 콜레스테롤 축적, 고혈압 등의 성인병 예방에 매우 우수한 효과를 나타내는 EPA(20:5)의 함량이 전체 지방산의 약 절반을 차지하고 있어 식이섬유인 포피란과 더불어 성인병 예방식으로 매우 우수한 식품이다.

김과 관련한 민간요법으로 알려진 것에는 다음과 같은 것들이 있다.

폐병, 다담농혈(多痰膿血), 구취, 자한(自汗), 도한(盜汗) 등의 증세에 김 20장을 삶아 마시면 효험을 본다. 이때 소금이나 간장을 첨가하지 말아야 하며, 만약에 부작용으로 복통이 생기면 끓인 물에 식초를 조금 타서 마신다.

고혈압과 동맥경화에는 김 한 장을 불에 구워 부순 다음, 끓인 물로 하루 3~6회 복용한다. 이것은 혈관을 소제하고 혈압을 완화시키므로 좋은 효과가 있다.

폐농양, 토혈농(吐血膿), 해수 등에는 한 사발의 물에 김 10장을 넣어 달여서 매일 3회씩 식후 복용한다. 이것은 보조 치료의 효과가 있다.

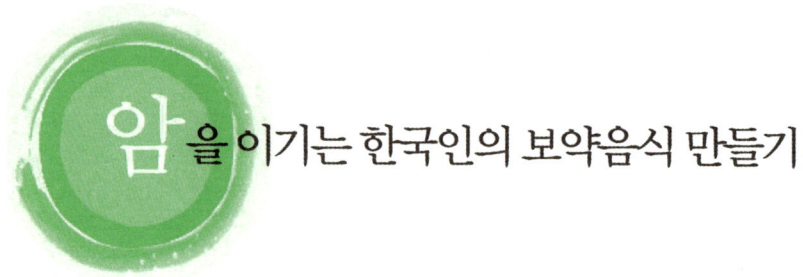암을 이기는 한국인의 보약음식 만들기

김부각

암을 이기는 보약음식 궁합재료

김 5장, 찹쌀가루 1/2컵, 물 1컵, 소금 1작은술, 튀김기름 적당량

암을 이기는 보약음식 만들기

1. 냄비에 분량의 물과 찹쌀가루를 넣고 덩어리지지 않게 저어가며 끓여 찹쌀풀을 만든다. 걸쭉해지면 소금을 넣고 그릇에 옮겨 차갑게 식힌다.
2. 김을 한 장씩 넓게 펴고 ①의 찹쌀풀을 얇게 골고루 펴 바른다.
3. ②를 햇볕에 널어 2~3일 말린다(70℃로 예열한 오븐에 30분 정도 구우면 쉽게 김부각을 완성할 수 있다).
4. ③의 김을 150℃의 튀김기름에 하나씩 튀겨 먹기 좋은 크기로 잘라 그릇에 담는다.

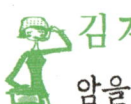김 계란국

암을 이기는 보약음식 만들기

1. 김 3장(큰 것)을 으슨다.
2. 계란 2개를 푼다

3. 섞고 물 2컵 이상 붓고 끓이면 된다.

김짱아치

암을 이기는 보약음식 궁합재료

김 50장, 밤 3개, 간장 3컵, 올리고당 1컵, 설탕 1컵, 꿀 4큰술, 양파 1개, 생강 1개, 다시마 1개, 청양 고추 2개, 마늘 10개, 말린 고추 3개, 통후추 1큰술, 백포도주 1/2컵, 물 2~3컵 정도

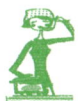

암을 이기는 보약음식 만들기

1. 김밥용 김 50장을 10장 씩 겹쳐서 8등분한다.
2. 김 20장을 한 묶음으로 만들어 조리용 실로 묶는다.
3. 냄비에 양파, 말린 홍고추 3개, 통후추 1큰술, 생강 1개, 마늘 10개, 청양고추 2개, 다시마 1개, 설탕 1컵, 간장 3컵, 올리고당 1컵을 넣는다.
4. 냄비에 백포도주 1/2컵, 꿀 4큰술을 넣고, 물을 2~3컵 정도 보탠 후 20분 정도 끓인다.
5. 다 끓여진 간장을 체로 거른 다음 식힌다.
6. 끓였던 다시마를 건져 낸 다음 적당한 크기로 썬다.
7. 묶어둔 김을 그릇에 담는다.
8. 김에 밤채와 통깨를 약간 뿌리고 다시 김을 얹는 것을 반복한다.
9. 김 위에 식힌 간장을 붓고 15일간 삭힌다.
10. 간장을 붓고 김이 떠오르면 김을 눌러주고 1~2번 정도 뒤집어 준 다음 냉장 보관한다.
11. 썰어놓은 다시마를 김과 함께 담는다.

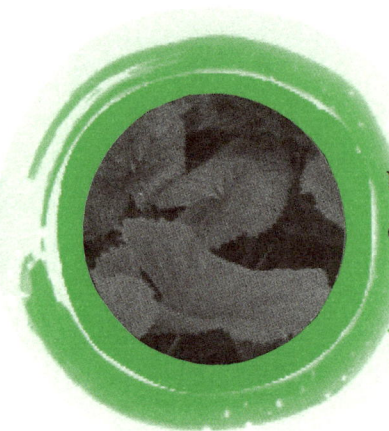

베타카로틴과 비타민 C가 함암작용을 하여 암예방에 효과적이다

곰취

깊은 산속에서 곰이 먹는 나물이라 하여 붙여진 이름이다. 또한 말발굽 모양을 닮아서 마제엽이라고도 한다. 곰취는 참취, 참나물과 함께 취나물 중에서는 가장 알아주는 산나물이다.

지방에 따라 웅소나물이라 부르기도 하며 근연식물로는 곤달비, 어리곰취(어리곤달비), 긴잎곰취, 털머위, 세뿔곰취, 화살곰취, 왕가시곰취, 갯곰취, 개담배 등이 있다.

깊은 산속에서 주로 자라나 해발 고도에 따라 생육지의 주변 환경이 다르게 나타난다. 표고 500m 이상에서는 햇볕이 잘 드는 양지의 풀밭에 다른 잡초들과 섞여서 생육하고 낮은 곳에서는 낙엽수림 하부의 북사면에 주로 생육한다.

우리 식생활 문화를 육류에서 채소류 쪽으로 바꾸는데 힘을 써오면서 특유의 입맛을 내기 위해 쌈, 절임, 곰취김치까지 만들어서 식탁에 올린다.

육류를 높은 온도에서 구울 때 육류 중의 단백질이 열분해 되는 과정에서 생성되는 발암물질이나 담배를 태울 때 생성되는 벤조피린 등과 같은 발암물질의 활성을 곰취가 60~80% 정도 억제하는 효과를 나타낸다.

곰취에는 베타카로틴과 비타민 C가 풍부하게 함유되어 있어 함암작용을 하기 때문에 암예방을 하는데 효과적이다. 또한 육류를 불에 직접 구우면 암을 유발하는 타르질이라는 발암물질이 발생하는데, 이 발암물질을 최고 80%정도 억제하는 효과가 있어서 고기를 구워 먹을 때 함께 먹으면 정말 좋다.

곰취는 칼슘과 칼륨이 많아 산성 체질을 개선해 주고, 노화를 방지해 주며, 정신적, 육체적 피로를 회복시켜 주는 기능을 가졌다. 또한 모든 장기의 기능을 강화하고 정상화시켜 건강을 유지하는 데 좋은 식품이다.

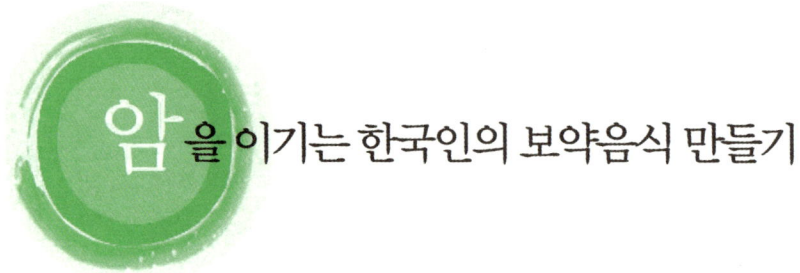

암을 이기는 한국인의 보약음식 만들기

생취나물

암을 이기는 보약음식 궁합재료

생취를 데쳐서 200g, 마늘 다짐 1작은술, 국간장 2작은술, 소금 손으로 집어서 1번, 식용유 1작은술, 들깨가루 1큰술, 참기름 1작은술, 들기름 1작은술, 대파다짐 1큰술

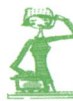

암을 이기는 보약음식 만들기

1. 손질한 생취를 끓는 물에 소금을 조금 넣고 부드럽게 데쳐 낸다.
2. 물에 여러 번 씻어서 물기를 꼭 짜서 준비한다.
3. 양념①에 버무려서 약 불로 살짝 볶은 후 불을 끈다.
4. 양념②에 다시 무치면 된다.

곰치 장아찌

암을 이기는 보약음식 만들기

1. 곰취를 다듬어 깨끗이 씻어 체에 받쳐서 물기를 완전히 뺀다.
2. 단지에 물기를 뺀 곰취를 넣고 설탕. 간장. 식초를 동량으로 섞어서

붓고 꼭 눌러 놓는다.
3. 3일 후에 곰취를 건져서 체에 받치고 남은 국물을 끓여서 식힌 다음 다시 넣는다.
4. 위의 방법으로 일주일 간격으로 ②을 반복한 뒤 서늘한 곳에 보관한다. 위의 방법으로 하면 1년 내내 맛이 변하지 않고 아무 탈 없이 먹을수 있다.

취나물김치

암을 이기는 보약음식 만들기

취나물을 삭혀 고춧가루, 콩죽, 홍고추, 감초물 등을 넣고 버무린 김치로 독특한 취나물의 맛과 향이 입맛을 돋워주어 봄철에 사찰에서 많이 담가 먹는 김치다.

취나물은 특유의 쌉쌀한 맛을 빼기 위해 소금물에 담가 무거운 것으로 눌러 3일 정도 삭혀준다.

한국인의 보약음식